総合診療医メンターブックス 1

理論と直感で危険なサインを見抜く

著者
佐仲雅樹
城西国際大学 薬学部
臨床医学研究室 教授
東邦大学医療センター大森病院
総合診療科 非常勤講師

「**重症感**がある！」
「**何か**が**変**だ！」

カイ書林

著者のことば

　著者が大学を卒業してから２２年が経つ．その間，主として内視鏡に関わる消化器内科医として働き，また，消化管機能異常について研究もしてきた．特に３０歳代後半は研究に非常に興味がわいて，英文の論文もそれなりに書いた．しかし，研究に打ち込んでいた期間も，「自分は研究者ではなく臨床医である」ことは，自身のなかで疑うべくもなかった．

　患者を診る能力のなかで個人的に最も大切だと考えているのは，「五感で病態を把握する能力」である．医師になったばかりのころは，よく，「何も検査ができない当直先で患者を診るにはどうしたらいいのだろうか？」といったことを，頭の中でシミュレーションしていた．多少内視鏡が身に着いたころは，慢心して検査偏重になった時期もあったが，手技の研鑽を積むにつれて検査の弱点や限界も見えてきた．そして現在，医師人生の折り返し地点で痛感するのは，もっと「五感を鍛えておけばよかった！」という反省である．「自分の身ひとつ」で患者を診る能力は，臨床医の基本中の基本であるが，最も難しいことかもしれない．

　著者が若いころ，同じ勤務先の先輩医師が，救急外来の患者さんを一目見て，「この人は"活き"が悪いな．注意したほうがいいぞ．」と言っていたいことが印象に残っている（今思えば患者さんに失礼な言葉かもしれないが，その時の緊迫した状況が今でも目に浮かぶ）．「五感の鍛錬」の道は険しく，著者も道半ばである．

2012 年 12 月　佐仲雅樹

contents

序にかえて ・・・・・・・・・・・・・・・・・・・・・・・・・・・・・・・ 1
- 本書は、危険な状態にある患者を直感的に見抜くために、待望された本
- 患者が発する危険なサインを見抜くセンスを磨いてほしい
- 医師がへき地に追いやられたとき、自分の五感しかないという場合、ここで医療を行えと言われたという状況でのガイドブックが本書
- 本書は、しばしばあるような達人の本ではない
- 直感と振り返りがカギである
- 本書では顔色についても考察している
- 総合診療医とは何かが今、具体的に問われ始めている
- 本書は一つの意識改革の本である

はじめに ・・・・・・・・・・・・・・・・・・・・・・・・・・・・・・・・・ 17

Ⅰ. 基礎知識編 ・・・・・・・・・・・・・・・・・・・・・・・・・・・ 21

1. 重症度と緊急度 ・・・・・・・・・・・・・・・・・・・・・・・ 22

2. 生体のホメオシタシス ・・・・・・・・・・・・・・・・・・ 26
1）概要
2）ホメオスタシスからみた「危険なサイン」
3）ホメオスタシスに関連する生体反応
 　①自律神経反応
 　②免疫系反応

3. 病態からみた危険なサイン ・・・・・・・・・・・・・・・ 47
1）緊急度の高い病態
2）ショック
 　①病態
 　②症候
3）全身性炎症反応症候群（SIRS）
 　①病態
 　②症候

4. その他の危険なサイン ・・・・・・・・・・・・・・・・・ 58
1）せん妄
2）顔色不良
3）気分不良/不快（「何となく気分が悪い」）

contents

Ⅱ. 実践編 ……………………………………… 71

1. 緊急度からみた危険なサイン …………………… 74
1) ガス交換サイクル異常のサイン
2) 代償性ショックと全身性炎症反応症候群 (SIRS) のサイン
3) より早期の漠然としたサイン
4) バイタルサインの見方について

2. 患者の危機の捉え方 ……………………………… 85
1) 初級者とベテランの捉え方の違い
2) 直感的判断
  ① 直感の妥当性
  ② 直感的判断の特徴
  ③ 「場」を考慮した直感的判断
  ④ 直感を支える知識

3. 危険なサインの「全身イメージ」の捉え方 …………… 93
1) 危険な経過の特徴
2) 包括的「全身イメージ」

Ⅲ. 症例編 ……………………………………… 99

ケースシナリオ 1 ～ 10 ………………………… 103
ケースシナリオ 1：72歳　男性　「突然お腹が痛くなった」
ケースシナリオ 2：42歳　男性　「急に左腕が痛くなった」
ケースシナリオ 3：82歳　女性　「何も食べたくない」
ケースシナリオ 4：74歳　女性　「体がだるい」
ケースシナリオ 5：27歳　男性　「みぞおちがムカムカする」
ケースシナリオ 6：62歳　男性　「いつもと違う」
ケースシナリオ 7：31歳　女性　「めまいがする」
ケースシナリオ 8：86歳　男性　「急にぼけた？」
ケースシナリオ 9：65歳　女性　「頭が痛い」
ケースシナリオ 10：74歳　男性　「機嫌が悪い？」

参考文献 ……………………………………………… 123
Index ………………………………………………… 128

著者略歴

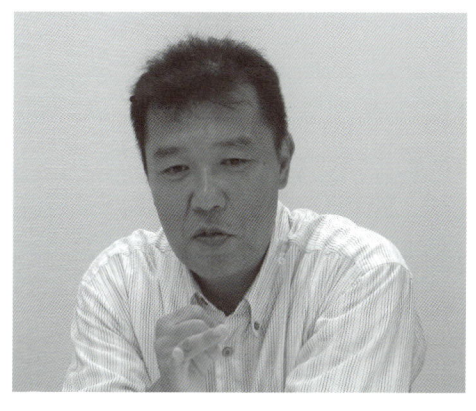

佐仲雅樹：城西国際大学　薬学部　臨床医学研究室　教授
　　　　　東邦大学医療センター大森病院　総合診療科　非常勤講師

長崎県　島原市　生まれ
長崎県立島原高校　卒業
平成3年　東京医科歯科大学医学部　卒業
帝京大学内科（助手），がん・感染症センター都立駒込病院（消化器内科医長），東邦大学医療センター大森病院（総合診療科講師）を経て，平成22年より現職

医学博士
日本内科学会認定内科医
日本消化器内視鏡学会認定専門医
プライマリ・ケア認定医

監修（総合医メンターブック・シリーズ　編集者）
徳田安春：筑波大学附属水戸地域医療教育センター・水戸協同病院　教授

協力者
飯田加奈恵：城西国際大学　看護学部　看護学科　教授
平井愛山：千葉県立東金病院　院長
瓜田純久：東邦大学医療センター大森病院　総合診療科　教授
中嶋　均：東邦大学医療センター大森病院　総合診療科　教授

Note

序にかえて

序にかえて

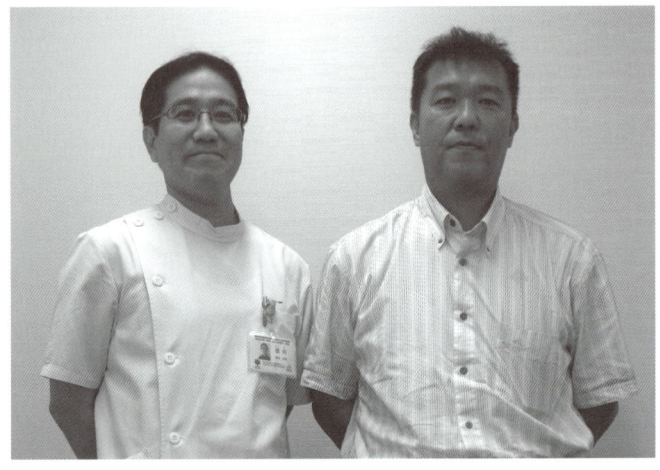

徳田　安春　vs　佐仲　雅樹

本書は，危険な状態にある患者を直感的に見抜くために，待望された本です

徳田：佐仲先生のこのテーマに関する原稿は以前から何度も拝見しています．この内容を書かせたら日本で右に出る著者はいないので本書の刊行を推薦しました．

佐仲：「直感的に患者の危機を見抜く」ことは，前から興味があったテーマです．私はずっと消化器内科をやっていて，癌を専門に仕事してきましたが，実は癌よりも消化管出血に関心がありました．単に内視鏡による止血手技だけでなく，止血の前にショックにどう対処するか，この患者さんにとって一番適切な治療法は何か，というように包括的な止血治療です．5年ほど前に，癌に特化した自分の状況に疑問を抱き，総合診療科に転身したしだいです．そのころから，「全身状態が悪い」とか「重症感」という，言葉で説明しにくい直感的判断について，より深く考えるようになったんです．一定の臨床経験のある医師は大体

序にかえて

同様の感覚をお持ちだろうと思います．「われわれはそこに何を感じているのだろうか」ということを考えたのです．こうして，このテーマを，ここ数年調べてきました．

徳田：本書は，佐仲先生がこれまでの豊富な臨床経験に基づいて，ひとりひとりの患者さんの詳細な観察から得られた叡智です．内容を拝見すると，その奥の深さ，特に病態生理の解説は特記すべき内容です．ところで消化器専門医として止血に興味を持たれたのは，先生は消化管を専門とされたのですか？

佐仲：専門は消化管です．でも，待機的・計画的に行う癌の仕事よりは，消化器救急の領域に興味があったのです．消化器内科の救急と言えば主に止血になります．単純に手技的な事柄だけでなく，ショックを見極める，全身状態から内視鏡の適応を考えることが大切だと思っています．まずは患者をみてから判断するというスタンスです．

徳田：どうしても研修医は Procedure（臨床手技）を身に着けてしまおうという流れになりがちなところですね．佐仲先生は一歩立ち止まり，全体を見通しながら，教育的なメッセージをどんどん発信し，しかもそれを体系化されました．一つのパラダイムにして，医療者全員が読むべき本にしていただきました．

佐仲：本書は看護師や薬剤師といったコメディカルの方々や，医療系の学生さんにも読んでほしいですね．そして研修医にもこのような本は必要だと思います．

徳田：その通りです．日本は，卒前教育と卒後教育がうまくつながっていないという指摘があります．卒前は詰め込み教育で，基礎医学やその後の臨床医学の教養試験などもりだくさんですが，実際卒業して臨床研修が始まると，卒前で得られた知識をフルに生かして深く考えるということがなしに，単にマニュアル通り，パターン認識で済ましている．

序にかえて

佐仲：検査の数値とか画像が主な関心事で，ダイナミックに変動する患者のことをあまり理解できないでいるようです．

徳田：バイタルサインもダイナミックに変化します．われわれも今研究していますが，バイタルサインの変化の速度や，緊急度そして重症度に対応する認識ですね．本書でも「ダイナミックな変化」と関連して point of no return などの key word が強調されています．これらの key word は医師だけでなく，看護師，コメディカル，さらに佐仲先生が主に教育されている薬学生も含めて共通言語として持たなければなりません．今後は薬剤師もチーム医療の中で期待されています．本書が広く読まれることが大事ではないかと思います．

患者が発する危険なサインを見抜くセンスを磨いてほしいですね

徳田：吐血，下血の患者さんの止血を経験され，救急の現場で指導された立場で，落とし穴（pitfall），研修医や看護師，薬剤師が陥りやすいというポイントはありますか？ 吐血，下血の患者さんの場合ではいかがでしょうか？

佐仲：多くの医師，特に研修医は吐下血イコール緊急内視鏡という，短絡的な認識を持っているようです．しかしその前に，全身状態はどうか，ショックがあるかどうか，を判断するところからスタートしてほしいですね．「吐血，下血＝内視鏡」ではありません．特に，患者の全身状態を評価することが大切です．ショック状態の患者に内視鏡を行うのは原則的に禁忌ですからね．すぐに内視鏡をやるよりも，ショックに対する初期治療のほうが，患者さんの予後を決めます．

徳田：そうですね．

佐仲：血を吐いたらいきなり内視鏡ではなく，全身状態をチェックして，それから治療法を選ぶというストラテジーを身に着けてほしいですね．内視鏡は単なるツールです．内視鏡以外にも，状況に応じてア

序にかえて

ンギオとか手術があるのです．診療全体の中で評価を行っていく目を持ってほしいと思います．それからショックの患者さんは，本書にも書きましたが，いろいろなパターンがあります．意識がない人もいれば，それほどでもないが途中から不穏になる人，あくびをする人，話し方が変わる人，血圧が下がるなど多彩なパターンがあります．患者さんの危険なサインと言う意味では，私は唐突な変化を最も恐れます．もしくは場違いな変化です．ショックとは関係ないのですが，私が研修医に内視鏡を教えていたときにこういうことがありました．研修医がやるので，患者さんの苦痛を軽減するために鎮静薬を注射して内視鏡検査を行ったのです．すると，患者さんが，内視鏡が入っているのに世間話みたいな話を始めました．と思ったら，呼吸抑制が起きて呼吸が止まったのです．「口にスコープが入っているのに世間話？？」という，唐突で場違いな行動は，せん妄だったんだと思います．鎮静薬を使うときには血圧や心拍をモニターしますが，数値では反映されないような，急激な変化にいやな感じを持っています．患者さんの，唐突あるいは場違いな言動や行動には，いつもドキッとします．

徳田：そういう事柄は，なかなか卒前の教育で教えていません．卒後でもどうしても手技を習得させる研修がメインになってしまって，いま先生がおっしゃった基本的な部分を強調する指導医がすくなくなってしまいました．

佐仲：私は2年前から薬学部に着任し，薬剤師ももっと患者さんを診れるようにしようという趣旨で，教育に当たっています．たとえば薬局に頭が痛いといって患者さんが来たら，話を聞いて，視診をして，病院の受診をすすめるかどうか病態を判断しなければならない時に，薬剤師は診察や検査をするわけではありません．ＣＴも血液検査もありません．問診と見た目で判断をしなければなりません．それをどのように薬学生に教えていくか．それを考えていくとますますこのよう

序にかえて

なテーマが私の内部で重要になってきて，集中して考察を深めてきたのです．

医師が血液検査や画像検査の機器がないへき地に追いやられたとき，自分の五感しかないという場合，ここで医療を行えと言われたという状況でのガイドブックが本書と言えます

佐仲：今薬学部では，バイタルサインと身体診察（フィジカルアセスメント）に関する教育や啓蒙が進んでいます．特にフィジカルについての取り組みは熱心です．その意義は，「フィジカルアセスメントによって早期に異常を発見しよう」というものです．確かにフィジカルの知識は医療者にとって大切だと思いますが，今の流れには非常に違和感を覚えます．フィジカルは診断の蓋然性を高めるときに役立つもので，特異度が高い．でも，総じて感度が低く，「所見が陰性なら大丈夫」とは決して言えません．つまり，フィジカルで所見があれば異常だけども，所見がなくても異常を見逃すことが多々あるということです．早期の異常を見逃さないためには，感度が高い方法が必要になります．「この所見がなければ大きな問題はないだろう」と言えることが大切です．早期発見を感度の低いフィジカルに期待するのは無理ですね．特異度よりも感度が大切だと思います．それに，信頼性の高いフィジカルアセスメントの技術はアートの領域なので，その習得は敷居が高いですね．私のような消化器医は胸部の聴診をしても心音については全く自信がないですし，専門外の薬剤師にそのような高度なスキルを望むのは難しいと思います．いたずらにフィジカルに走るよりも，もっと患者さんの「見た目」つまり視診と，バイタルサインを大切にしてほしいと思います．視診とバイタルはシンプルですが，非常に奥が深いものです．バイタルサインと，見た目と，問診で，どれだけ病態に迫れるかが現在の私のテーマです．

序にかえて

徳田：重症患者を見逃さない，見逃してはならない疾患を押さえるのは薬剤師にとっても重要だと思いますが，診断までは求められていないと思います．最終的に診断をするのは病院で，緊急度の高い疾患，あるいは重症度の高い疾患の可能性があるというトリアージですね．そこが大切です．

佐仲：はい，トリアージ能力こそ，6年制薬学部に求められる臨床教育の大きな柱の一つであると思います．

本書は，しばしばあるような達人の本ではありません

佐仲：私のような普通の内科医が目指すのは，達人のための本でもないし，また豪華な辞典のような本でもありません．私が若いときには，知識を網羅している辞典のような本しかありませんでした．このような本に載っている知識は，おおよそ「後付け・後知恵」的なものが多く，本当に現場で役立つかというと，それは違うという印象をもっていました．実際の仕事で，そのような知識を使おうとしても，うまくいかないことが多いのです．本書では，そのような後知恵でなく，現場で使える生きた知識やその学習方法を伝えたいのです．まあ，本書のようにやっても，「なんだ，なんともなかったじゃないか」ということも多いと思いますが，患者さんの危機を見逃すことは少なくなるんじゃないでしょうか．本書の解説はファジーな点も多々あると思います．しかし，あえてファジーに「危険な患者」のイメージをつかんでもらいたいのです．そのうえで，自分で経験を重ねて行ってもらいたいですね．

徳田：先生がさきほどおっしゃった感度と特異度の関係ですが*，感度が上がれば特異度は下がります．特異度が上がれば感度は下がります．感度が上がれば偽陽性は増えますが，偽陰性を減らすことができます．達人は，感度も特異度も両方上げることができ，偽陽性も偽陰

序にかえて

性も減らすことができますが，医師でもそこまで求められるわけではありません．本書は見逃しを減らす（感度をあげる）という立場で，コメディカルの方々もできるところまでを説いているのだと思います．

＊注：検査には検査固有の検査特性（test characteristics）があり，検査特性には感度（sensitivity）と特異度（specificity）がある．感度は，病気の患者群でその検査が陽性である割合のことであり，真陽性率（true positive rate）ともいう．特異度は，病気のない群でその検査が陰性である割合のことであり，真陰性率（true negative rate）ともいう．
感度と特異度により，下のように尤度比（likelihood ratio）が算出される．尤度比を用いると簡単に検査後確率を求めることができるので便利である．
尤度比（likelihood ratio）の算出法
陽性尤度比（positive likelihood ratio）＝感度／（1- 特異度）
陰性尤度比（negative likelihood ratio）＝（1- 感度）／特異度
（徳田安春編集「新・総合診療医学―病院総合診療医学編」，カイ書林，2012 より引用）

直感と振り返りがカギです

佐仲：とにかくイメージを持つことが重要です．本書でも書いたように，私は直感に興味を持っています．われわれは，自分で考えている以上に直感を行使しているのです．例えば，多くの医師は，一般外来で患者さんと話しながら無意識のうちに，「この人は重症ではない」と直感を働かせているのではないでしょうか．直感にひっかかったときには要注意です．なぜかは説明しにくいのですが，直感は正しいことが多いのです．経験を重ねていく中で，身に着けていくものです．すべての患者さんに対して，論理的知識をマニュアル的に確認するよりも，危険だと直感したあとに，それは本当かと振り返る作業を行った方がよいと思います．すべての患者さんに対してマニュアル的にこ

序にかえて

れと，これと，これを確認するというのではなくて，直感にひっかけたあと，自分の直感は何に反応したんだろうかと振り返る方が効率的です．振り返りがないと，重要な直感もただの主観のままです．逆に，直感に触れなかったら，まあ大丈夫かなと．直感を身に着けるまでは，若い先生方はすこし大変ですが，ある程度自分の中で危ない患者のイメージが固まってくればいいと思います．それまでは本書を読んでほしいと思います．

徳田：臨床推論という分野では，そのような議論が行われています．System 1, System 2 という，二重プロセス理論と呼ばれますが，System 1 が直覚（直感）的，System 2 が分析的プロセスです．「直覚」は禅の用語で，平静心のときに可能となる，鋭く敏感な感覚です．分析的プロセスは，マニュアルやアルゴリズムで言語化できます．System 1 は豊富な臨床経験に基づくもので，話を聞きながらメンタル・シミュレーションです．例えば，外来なら「今日は返してもいい」とかを判断する．System 1 のうち言語化しやすい部分をあえて言語化すると clinical pearl になります．しかし，大部分は言語化しにくい．

佐仲：言語化にこだわり過ぎると逆にうまく伝わらないですね．指導者が手助けしながら一緒に体験して，直感的イメージをつかんでもらう．その後は，個々人が日々の直感と振り返りで，イメージを豊かにしてもらえばいいと思います．言葉だけではうまく表現できません．

徳田：無理に言語化しようとすると，その言語が独り歩きして，本来の直覚の大切な部分が失われます．「振り返り」の効用についてですが，カナダの救急医でパット・クロスケリー医師は，救急医のトレーニングで最も大事なのは，自分が下した判断が正しかったどうかを常に振り返ることだと言っています．帰宅させた患者さん，あるいは入院させた患者さんがその後どうなったか，その時の自分の判断が妥当であったか，を振り返って calibration（較正）をしなさいということです．

序にかえて

calibration とは，自分が下した判断が正しければ calibration で，そうでなかったら recalibration です．一般病棟に入院させたが実際はＩＣＵに入院させるべきであったのか，あるいは返した患者だが実際は入院させた方がよかったとか，あるいはＩＣＵに入院させたのだが，実際は入院適応はなかったなど，calibration と recalibration を普段の臨床経験の中で常に実行している医師と，そうでない医師とでは臨床行為（performance）の上達レベルが圧倒的に異なります．経験年数を積むと初めの学習カーブは，右肩上がりになりますが，ある時期に差し掛かると，プラトーになる．プラトーになったままか右肩上がりを続けるかの分かれ道は，自分自身の振り返り，自分自身の performance を高めようと常に意識して行うか否かなのです．

佐仲：学習面でもそうですが，実務の面でも直感と振り返りはセットです．急変に関する看護師の文献を読んでいたら，「なんか変だと思ったら，とりあえずバイタルサインを測れ」とありました．これはいいことが書いてあると思いました．直感で緊急事態をひっかけて，その直感が正しかったかをバイタルで振り返りの確認をする．これは実際的です．ただ，なんだか変だと思ったとき，バイタルサインだけでなく，振り返りの確認事項がもう少し多いと，見逃しが少なくなると思います．本書に書いたのは，自分がおかしいと直感したら，バイタルサインを測って，意識状態を調べて，急激な身体活動や行動の変化をチェックしようということです．

徳田：若い人に対して，チェック項目を教えて，アプローチの仕方を，患者の全体像を人間としてとらえて，しかも直感の重要性を強調して，何かおかしいと思ったらその理由を追及する．それを病態生理で説明する努力をする．その姿勢を拝見して思い浮かぶことがあります．私はドラマが好きですが，「刑事コロンボ」では，何かおかしいところでトリックがあります．最初から犯人はわかっています．その犯人が

序にかえて

追い詰められていきますが，初めは別の犯人のような者がいて，皆はそれで一見落着で片付けようとするのを，コロンボだけは直観的に違和感を持っている．全体像を見て，ここはおかしいのではないか．その直感が当たっているのですね．マニュアルとは全く別のアプローチです．佐仲先生は，それを鍛えるためのトレーニングをしたのですか？

佐仲：トレーニングをしたわけではありませんが，自分の臨床経験や先輩たちの行為を見ていて，だんだん患者さんの危険な状態と重症感とかのイメージが膨らんできました．それを，若い人たちにもイメージが湧くように，適度にファジーに言葉にしてみようと思っているのです．以前いた病院のエピソードです．私の担当で急性胆嚢炎の患者さんがいました．そこは癌専門病院だったので，当時，癌以外の手術には積極的でない雰囲気の外科医が多かったのです．その時に，たまたま救急当番だった外科部長にコンサルトしたら，すぐ患者さんを見に来てくれました．患者さんをパッと見て「全身状態が悪いじゃないか！」と言って，さっと触診しただけで「すぐオペだね」と言ってくれました．画像に頼らず，自分でお腹を触って手術を決断したのが非常に印象深く思いました．結局，お腹を開けてみたら，胆嚢に小さな穿孔があって周囲に膿が溜まってました．

徳田：そういう外科医が最近少なくなりました．

ベストセラーで，Cope's Early Diagnosis Of The Acute Abdomen (Oxford University Press, USA; 22 版, 2010) は改訂され続けていますが，その中で，「虫垂炎の手術そのものはだれでもできる．外科医の最も重要なことは，腹痛の患者さんが虫垂炎であるかどうかの診断をすることと，手術がいつ必要なのかの判断をすることである」とあります．まず佐仲先生がおっしゃったスキルが必要なのです．

佐仲：Dr. Cope の時代は画像診断などほとんどなかったわけですから，自分の五感と判断力ですね．

序にかえて

徳田：先生は消化器内科医でしたので外科医と接触する機会は多かったのですか？それで鍛えられたということもあったのだと思います．

佐仲：そうかもしれません．でも，電子カルテだけを見て電話で相談に応える医師もいました．患者を直接見ないで決めるというストラテジーが理解できませんでした．

本書では顔色についても考察しています

佐仲：私は以前から「顔色が悪い」ということは，どういうことだろうと考えていました．ですので，本書では顔色についても考察してみました．よく顔面蒼白と言いますが，私の個人的意見では，顔色が悪いというのは「白」のイメージではなく，何と言うか，どす黒いとか緑色というか「存在感がない」というか，そんなイメージです．最近，とても面白い論文を見つけました（植月啓次ほか．日本写真学会誌．2001; 64）．千葉大学の工学部で顔色の変化をシミュレーションで調べたものです．画像工学的に「赤み」を減らす，つまり皮下の循環不全になるととどのように見えるか．メラニンが多い浅黒い顔とメラニンが少ない色白の顔で，「赤」を減らしていくとどうなるかを調べてます．「これだ！」と思いました．そのシミュレーション写真をみると，顔色が悪いのはこれだと．「どす黒い」とか「緑色」というのは，もともとメラニンが多くて浅黒い顔で赤みが減るとそのように見えました．もともとメラニンが少ない色白の顔で赤みが減ってくると輪郭がぼやけて，「存在感のない顔」に見えました．この写真は転載許可をとり本書に掲載しました．

　この本の内容で，危険な状態をすべて見分けられるなどとは全く思っていませんが，患者さんが発する危険なサインを，視診で判断していくことが大切であることや，直感力を重視しようという私のメッセージが伝われば満足です．

序にかえて

総合診療医とは何かが今，具体的に問われ始めています

徳田：総合診療医を19番目の専門医として国が認めようとしています．ただ内科医，外科医とかの横一列に総合医を置くようなコンセプトではなく，横にいる18部門の医師も実は総合的なトレーニングを受けないといけません．その意味で本書は，19番目の総合医を目指している医師の方々ばかりでなく，18部門のカテゴリーの方々こそ読んでいただきたい．アメリカではcardiologyなどの臓器別専門分野を専攻する場合も，3年間internal medicine（総合内科）を研修して内科の専門医をとって，さらに3年間循環器のフェローシップの後で循環器専門医を取ります．しかもアメリカは卒前のクラークシップが充実していますから，今の日本の卒後の2年のスーパーローテーションは，やっているレベルはアメリカのクラークシップに相当します．卒後臨床研修の2年間のあとある一定の期間（できれば3年間）は，内科系であれば総合内科，外科系であれば総合外科のローテーションを行うべきであると思います．脳外科でもいきなり「あなたは脳外科のみの研修でよいです」というのでなく，脳外科医になる医師も，general surgeryができるというベースを作っていかなければなりません．整形外科に行く医師も，最初から整形外科でなく．外傷でも肋骨骨折で返した患者が実は肝破裂もあったということもあり，総合外科的なトレーニングを受けていない医師は見逃しの恐れもでてきます．バイタルサインを診ていないのです．NSAIDsを与えて返してしまうのです．ですので，このテーマは，横並びでなく，全員が総合内科，総合外科を学ばなければならないということで，大学病院と厚労省が2年前に，臨床研修2年目は選択の幅を広げるという名目で2年目から自分の専門に入ることになってしまったのですが，それは逆行でした．むしろ将来30年〜40年医師をするわけですから，自分自身の受け持つ患者さんのケアの質を高めるためには，むしろ最初の3年間は，内科系な

序にかえて

らＧＩＭ (general internal medicine)，外科系なら general surgery をきちんと習得してから各臓器別専門分野の研修をやるべきです．その意味で，本書はすべての医師が読むべき本であると思います．

さらに本書は，看護師，薬剤師にも有用な本であると思います．他書に書かれている内容でなく，オリジナリティが飛びぬけています．もっとも重要な事柄を記載した本がないということと，その奥深さで類を見ないものです．すべての医学部，看護学部，薬学部でテキストとして利用することをお勧めします．

佐仲：総合診療医について言いますと，昔の医局を思い出すとわかりやすいのです．まず医局に入局していろいろな患者さんを診て，色んな専門をもつ上の先生から教わっていました．みんな当たり前のごとく総合医をやっていたのですね．それが今では内科の中でも専門性が分化してしまい，横の交流が乏しくなりました．現状では，研修医が専門医から教わるのは，その専門領域における患者さんの診かたというよりも，おそらく内視鏡，カテーテルなどの手技なのです．手技に走ろうという流れがあります．

徳田：たとえば初期研修2年間で内視鏡をトレーニングするというのはいかがですか？

佐仲：トレーニング自体を否定することはないのですが，あくまでも手技は診断，治療の一ツールです．その一つのツールで突出して上手くなると，達人にまであがめられてしまいます．若手の医師にはこれが魅力的に映ります．いずれにしても，そのツールを使って患者がよくなればいいわけです．でも，ほかにもっと相応しいツールがあればそちらをつかえばいい．そういう認識を持ってほしいと思います．内視鏡に特化して「神の手」になることが目的ではなく，患者さんをよくするのが目的です．そのような意識をもっていれば，初期研修医でも内視鏡の研修はやってもいいかと思います．

序にかえて

徳田：手技を極めるのは後期研修でいいですね．初期研修では患者さんを受け持って，その患者さんを最初から診て行って，一緒にチームとして判断をすることが最も重要です．そのために先生の本書が非常に大きな役割を果たすと思います．最初から手技一辺倒だと，手技だけに興味を示して患者ケアのチームから外れたがるとか，本末転倒になってしまいます．

佐仲：手技は一定程度習得すると，天狗になりがちです．しかし，最近は，「内視鏡が上手・下手とは何だろう？」とよく思います．一定の経験を積めば，結果として手技の上手い下手はそんな大きな差はないですよ．みていると，手技に走る医師は患者が辛がっているのに強引にその手技を進めていたりしますね．でも逆に本当に手技がうまい医師を見ていると，そんなときはあまり無理をせず，中止したり他の方法に変更します．達人は「技」よりも「判断」がスマートです．以前，内視鏡止血について，日本消化器内視鏡学会誌に総説を書いたことがあります*．そこでは手技のコツと同じ程度の紙面を割いて，ショック状態を見極めることや，患者さんの全身状態に応じて内視鏡以外の止血方法を選ぶことを強調しています．判断が大切ですね．

＊注：佐仲雅樹ほか．上部消化管出血に対するスムーズな内視鏡的止血処置のコツ．日本消化器内視鏡学会誌．2009 年　51 巻　6 号
抄録
本稿では主として内視鏡初級者を対象に，以下の点を強調しながら，上部消化管出血に対する内視鏡止血の基本的手技を解説する．
1）循環動態の評価と安定化が最優先される．初期輸液によって迅速に循環動態を安定させることが救命率向上につながる．循環動態が不安定な例では内視鏡は禁忌である．
2）緊急であるからこそ，通常の検査以上に丁寧にスコープを操作する．嘔吐反射を誘発しないように過度な送気を慎む．
3）適切な視野を確保することが内視鏡止血を成功させる鍵である．
4）内視鏡止血が困難と判断したら，時期を逸することなく interventional radiology（IVR）や緊急手術を選択する．

序にかえて

本書は一つの意識改革の本です

佐仲：患者さんを見て，「何か気になる」と思える感性を醸成していくといい方向にいくのではないかと思います．電子カルテだけで判断するとか，手技だけやって患者さんを診ないという流れに棹を差すものです．

徳田：本書は，基本的臨床能力の中で最も重要な研修目標を示したものです．われわれは「jump education（基本事項を充分教育することなく専門性の高い事項を教育すること）はやめてくれ」と言ってます．聴診ができるようになってから，心エコーや心臓カテーテルを学んでほしい．胸痛できた患者さんが狭心症かどうか病歴が取れるようになってから手技を学んでほしい．現状は，充分な問診もできないのにいきなり冠動脈造影法を学んでいる．

佐仲：腹痛患者に即内視鏡という流れもあります．急性腹痛の診断には，緊急内視鏡はあまり意味がありません．バイタル，視診，問診，診察が最も大切ですね．

徳田：研修医のジャンプ志向には警鐘を鳴らしたいものです．そして，条件反射的な診療に陥らないために，まず本書を一読してほしいものです．今回は私の方から過激な発言もありましたが，本書の意義を強調したいのが趣旨ですので，読者の皆様にはご海容をお願いします．

はじめに

はじめに

　病院の中であれ外であれ，患者と接する医療者（医師，看護師，薬剤師など）は，常に患者の生命に関わる緊急事態に配慮する必要がある．夜間外来で帰宅させた患者が，明け方に心肺停止で救急搬送されたり，何ともないように見えた患者が病棟や在宅で急変することもある．このような「患者の危機」を回避するためには，患者が発する危険なサイン（自覚症状，他覚症状，生体反応）を，周囲の医療者が早期に察知する必要がある．過去の調査によれば，心肺停止に至った入院患者の半数以上は，急変の数時間前に何らかの言語的・非言語的サインを発しているとも言われている[1,2]．しかし，患者が発する危険なサインには漠然としているものも多く，そのために見逃されたり軽視されることが少なくない．

表1　看護師が直感した急変の前兆

具体的事象

「ずっと寝ていて食事もしない」「表情もあまりなかった」
「冷汗あり」、「ぐったりして坐位保持していられない」
「食事をとろうとしない」「会話時に視線が合わない」
「話しかけても返答がない」「もぬけのような顔をしている」
「会話がかみ合わない」「ナースコールが減った」
「トイレに行けていたのが行けなくなった」「輪郭がぼやける」
「とろけるような顔」…

杉本厚子ら．Kitakanto Med J 2005

はじめに

　例えば，呼吸困難を訴えて肩で息をしている患者を見れば，経験の浅い医療者であっても，患者が危険な状態にあることは容易に認識できるであろう．それでは，上記の**表1**に挙げる事象を，容易に危険なサインとして理解することはできるだろうか？ここに挙げたのは，看護師が急変を察知したときの事象に関する研究の一例である[3]．いずれも非常に漠然としており，多分に「直感的」であるが，経験豊富な医療者の直感は正しいことが多い[4～6]．このように看護領域では，臨床における直感的判断の重要性が強く支持されているが，直感が捉えたものの本質は説明されていない．一方，医師は直感を「客観性がない」として敬遠しがちだと言われるが，最近では欧州の家庭医の間で，直感的判断の妥当性を検討する取り組みが開始されている[6]．

　本当は重症なのに軽症と映るケースに対して，何となく違和感を覚えることがあるが，その根拠を説明することは難しい．そのようなケースでは，微妙で漠然としたサインを直感的に捉えている可能性があり，しばしば「重症感がある」，「何かが変だ」，「何だか気になる」などと表現される．「何となく危ない」と直感したら，その根拠を追究する姿勢が大切であり，場合によっては慎重に経過観察したり，詳しい検査を行わなければならない．しかし，個人の直感だけでは現場の業務は動かない．個人の直感を周囲に理解してもらうには，医学的知識に基づいて客観的に伝える必要がある．自身の直感がどのような危険なサインを感知したのか，またそのサインは病態生理学的にどのように説明できるかを知っておかなければならない．

はじめに

　危険なサインを見抜く能力は，医療者として最も基本的な能力である．この能力を身につけるためには知識だけでは不十分であり，臨床経験を積むことが不可欠である．しかし，やみくもに経験だけ重ねても技能は効率的に習得できない．常に経験を知識で裏付けしていくことによって，着実に自分のなかに技能が定着していく．危機を見抜くための経験学習の中で，本書がガイド的役割を果たせれば幸いである．

Note

Ⅰ.基礎知識編

　基礎知識編では,「危険なサイン」について,病態生理学的側面から解説する.

1. 重症度と緊急度

　急性疾患の病態には重症度と緊急度の2つの側面がある．多くの場合，重症度と緊急度は相関関係にあるが，正確には両者は同じ意味ではない．重症度も緊急度も，患者の生命予後や機能予後に関する概念であり，前者は，ある時点における解剖学的あるいは生理学的異常の「程度」を表し，後者は病状が進行する「スピード」を意味する[7]．重症度が高いとは，生命や人体機能に影響しうるということであり，緊急度が高いとは，すぐに何らかの介入をしないと死亡や後遺症につながるかもしれないということである．一般的に，「緊急度」という言葉は，高度に重症化しうる病態や疾患について用いられ，生命・機能予後に影響しないものには用いない．例えば，緊張性気胸は「肺が破れる」という解剖学的側面と，呼吸不全やショックを呈するという生理学的側面から重症度が高く，また急速に致死的状態に進行しうる点で緊急度も高い．一方，急性ウイルス性咽頭炎は潜在的な重症度が低いため（生命に関わらない），病状の進行が速くても緊急度が高いとは言わない．

メンターアドバイス

- 重症度（「静的」概念）＝解剖学的・生理学的異常の程度

- 緊急度（「動的」概念）＝異常が進行するスピード（高度に重症化しうる病態に限る）

実際の臨床では，「重症度が高い」と「緊急度が高い」は同じ意味合いで用いられることが多い．一方，みかけは重症度が高くなくても，発症の仕方や症状の変化から緊急度が高いと判断する場合もある．一例として，高齢者の急性心筋梗塞を考えてみる．急性心筋梗塞は重症度も緊急度も高い疾患であるが，高齢者の初期症状は漠然としていることが多いため，一見しただけでは重症度が過小評価されることも多い．しかし，「突発性」や「急性」などの症状の発現様式や，自他覚症状の変化のスピードを評価することで，緊急度を推定することは可能である．重症度が高くなる前に「危険だ（緊急度が高い）！」と判断することが重要である．

　危険なサインのなかには，早期に現われるものと，ある程度進行した段階で現われるものがある．当然ながら，早期に現われるサインは，より漠然として捉えどころがない．時間が経過するにつれて危険なサインも明瞭になってくるが，同時に重症度も高くなり，ある時点を越えると治療しても「後戻りできない（改善が望めない）」状態となる（Point of no return）（**図Ⅰ-1**）．この点を越えないように，より早期の段階で，漠然としたサインを察知しなければならない．この漠然とした「危険なサイン」の特徴を要約すれば，「医療者や家人からみた患者の全体像の急性変化」と言える．より具体的には，「急速な身体的・精神的活動や行動の変化」と「急性の自律神経反応」である．また，このような変化は，患者本人，あるいは周囲の家人や医療者にとって予想外の変化であり，本人は不安感を，周囲は違和感を抱くことが多い．このような特徴を念頭に置きながら，以下に危険なサインを病態生理学的に説明する．

メンターアドバイス

・漠然とした危険なサイン
＝急激な「患者の全体像」の変化
＝急激な身体的・精神的活動や行動の変化　と　急性の自律神経反応

・患者本人や周囲の者にとって予想外の変化
→本人の不安感と周囲の違和感につながる

Note

I. 基礎知識編

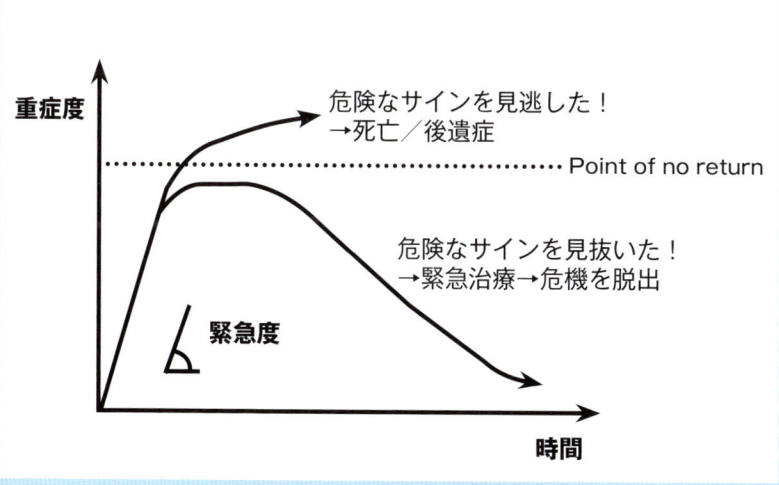

図I-1　重症度と緊急度

2. 生体のホメオスタシス

1）概要

　危険なサインの本質は，ホメオスタシスの観点から論理的に説明できる[8,9]．生体の内部環境（体液中のpH，酸素量，二酸化炭素量，温度，様々な代謝産物など）は，常に生命活動に適した状態に保たれなければならない．生体の内部環境が一定に保たれた状態をホメオスタシス（恒常性）と言う．本来生体はホメオスタシスを維持する機能を備えている．ホメオスタシスの破綻は生命の危機である．

　ホメオスタシスの維持には自律神経系，内分泌系，免疫系が関与している．内部環境の変化は血中の情報伝達物質を介して，あるいは血管や内臓に分布する自律神経求心線維を介して，常に中枢神経系に伝えられる．その情報に応じて，自律神経系，内分泌系，免疫系による制御反応が起こり，内部環境の動的安定状態が保たれる（**図Ⅰ-2**）．通常，この制御反応は自覚的にも他覚的にも認識されることはない．

I. 基礎知識編

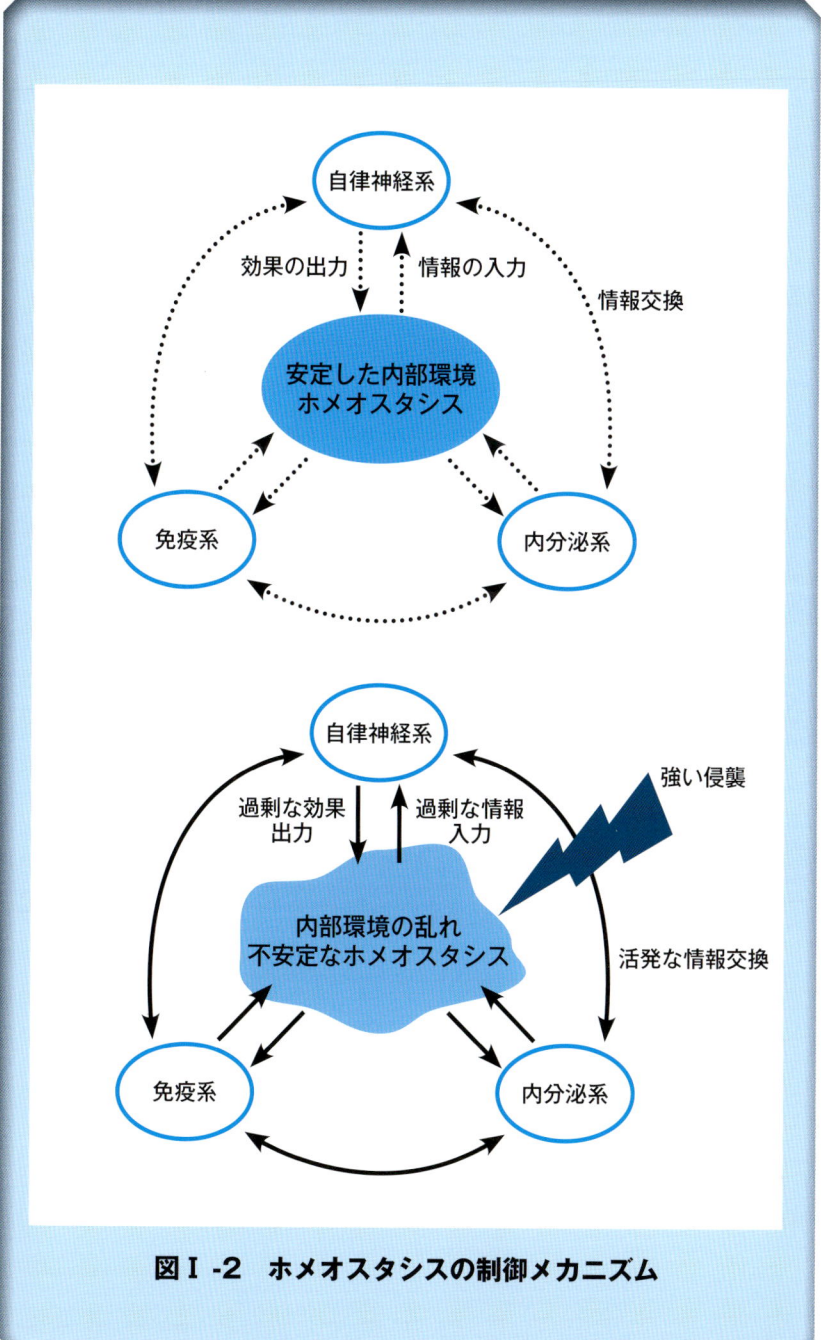

図Ⅰ-2　ホメオスタシスの制御メカニズム

生体に強い侵襲（ストレス）が加わると，内部環境が大きく動揺する．この動揺を安定させるために，過剰な制御反応が起こるが，この過剰な生体反応は自他覚症状，つまりサインとして現われる．原因となる侵襲が制圧されなければ，ついにはホメオスタシスが破綻し，死亡や後遺症に至る．従って，ホメオスタシスの視点に立てば，「重症度」はホメオスタシスが安定状態から逸脱している程度，「緊急度」はホメオスタシスが安定状態から逸脱していくスピード，「危険なサイン」はホメオスタシスの動揺による過剰な生体反応，そして「急変」とはホメオスタシスが急激に破綻した状態に相当する（**図Ⅰ-3**）．

> **メンターアドバイス**
>
> ・重症度＝ホメオスタシスが安定状態から逸脱している程度
>
> ・緊急度＝ホメオスタシスが安定状態から逸脱していくスピード
>
> ・危険なサイン＝ホメオスタシスの動揺による過剰な生体反応
>
> ・急変＝ホメオスタシスの急激な破綻

Ⅰ. 基礎知識編

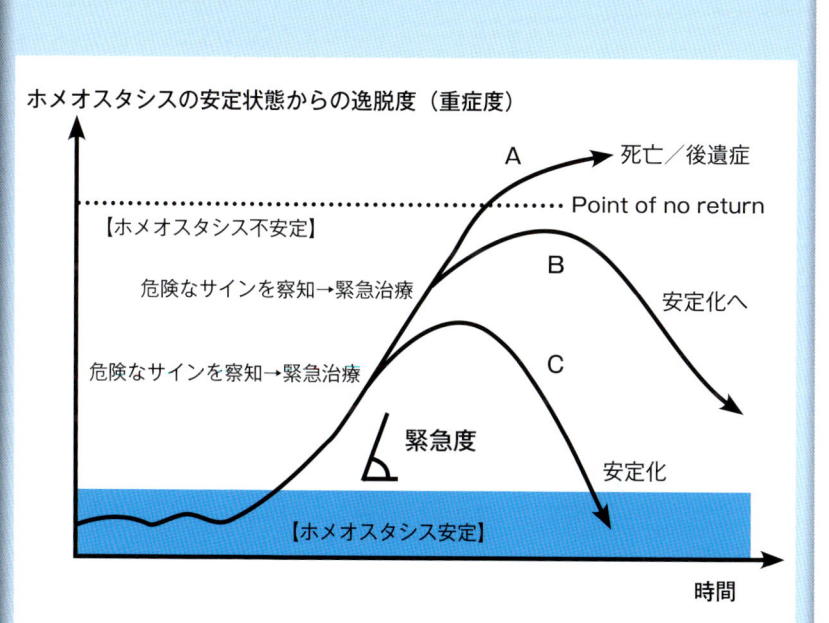

A：危険なサインを察知できなかった
B：ある程度重症化した時点で危険なサインを察知した
C：初期に危険なサインを察知した

図Ⅰ-3　ホメオスタシスの観点からみた重症度と緊急度

2）ホメオスタシスからみた「危険なサイン」

　ホメオスタシスには自律神経系，内分泌系，免疫系が関与しているが，この3つに共通した特徴は，生体の「局所」ではなく「全身」に影響するという点である．言い換えれば，ホメオスタシスに関連した生体反応は「全身」に現われるということである．危険なサインを読み取る際は，「局所（あるいは細部）」に囚われてはいけない[8,9]．「全身」に目を向けることが重要である．

　「局所」と「全身」を区別して考えることは大切である．特定の局所に強い症状が認められれば，その部位に相当する臓器の重大な異常が疑われる．例えば，強い胸痛は急性心筋梗塞などを連想させる．胸痛という局所症状は心臓と関連付けやすく，解剖学的に説明しやすい，「わかりやすい」サインだと言える．一方，胸痛以外に，急性心筋梗塞では全身性の生体反応も起こるが，それは虚血性侵襲がホメオスタシスを撹乱するためである．しかし，全身性のサインは漠然としてわかりにくいため，胸痛という「解剖学的にわかりやすい」局所のサインに囚われて，結果として全身性のサインは軽視されてしまう[9]．しかし，ホメオスタシスを反映しているのは全身性のサインである．従って，緊急度や重症度の指標となるのも全身性のサインである（**図I-4**）．

メンターアドバイス

- 強い侵襲→ホメオスタシスの動揺→全身に現われる生体反応→危険なサイン

- 「局所のサイン」よりも「全身性のサイン」が重症度・緊急度を反映する

- 「全身性」の変化は「局所」の変化よりも解剖学的に説明しにくい→漠然としている

Note

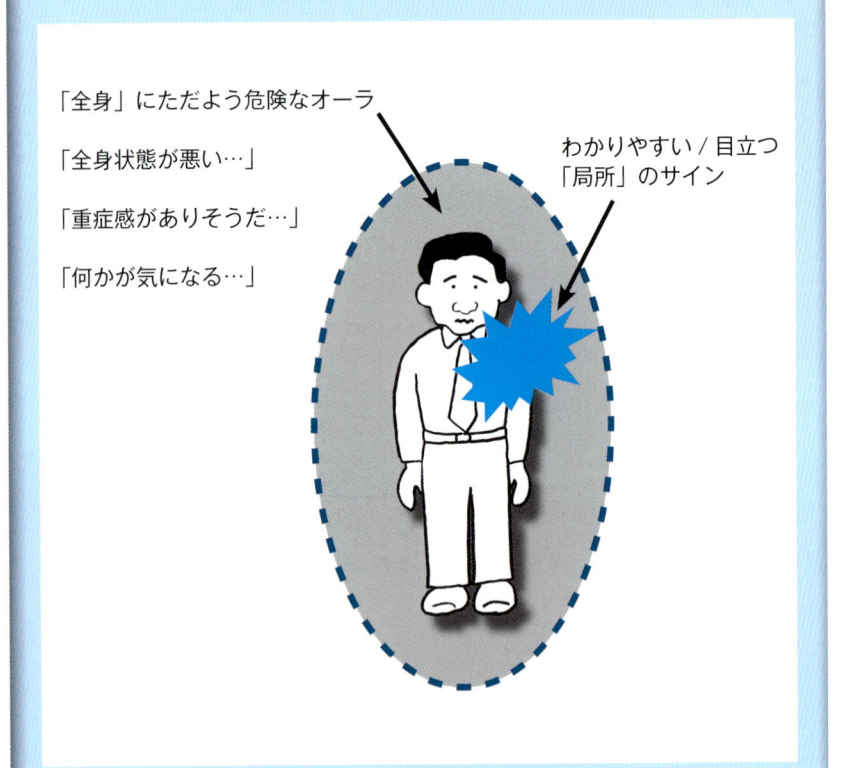

図Ⅰ-4　わかりやすい「局所」と漠然とした「全身」

3）ホメオスタシスに関連する生体反応

　自律神経系，内分泌系，免疫系の反応には，それぞれ特徴がある．自律神経反応は秒単位で迅速に発現するが，その反応は短時間しか持続しない．主に呼吸や循環機能を迅速に活性化し，急激なホメオスタシスの動揺を是正する．免疫系反応はサイトカイン（情報伝達物質の一種）を介して，自律神経系や内分泌系と相互に連絡をとりながら，炎症の存在下でホメオスタシスを維持する．内分泌系反応は，時間〜日単位でゆっくり発現し長時間持続する．自律神経反応を長引かせたり，免疫系反応が生体に及ぼす影響を緩和したりする．内分泌反応は発現が遅く，また自律神経系や免疫系の反応に較べて症候学的な特徴に乏しい．従って，症候学的には，内分泌系よりも，自律神経系と免疫系の反応が重要である．以下は，自律神経系と免疫系の生体反応とサインについて述べる．

①自律神経反応

　自律神経は求心性線維と遠心性線維に分けられる．前者は内臓求心線維と呼ばれ，全身の血管や内臓に分布しており，内部環境の変化をモニターし，その変化の情報を自律神経中枢に入力する．後者は，自律神経中枢が出した指令を末梢効果器（内臓平滑筋，心筋，血管平滑筋，内臓や皮膚の分泌腺など）に伝え，内部環境変化を是正するための反応を起こす．自律神経求心線維は，ホメオスタシスの動揺を監視するモニターとしてだけでなく，体内に重大事態（血管の破裂や消化管の穿孔など）が起こった場合，そのことを中枢に伝えるアラームとしても働く．広い意味で，自律神経求心線維は体内の「高感度センサー」と言える（**図Ⅰ-5**）．

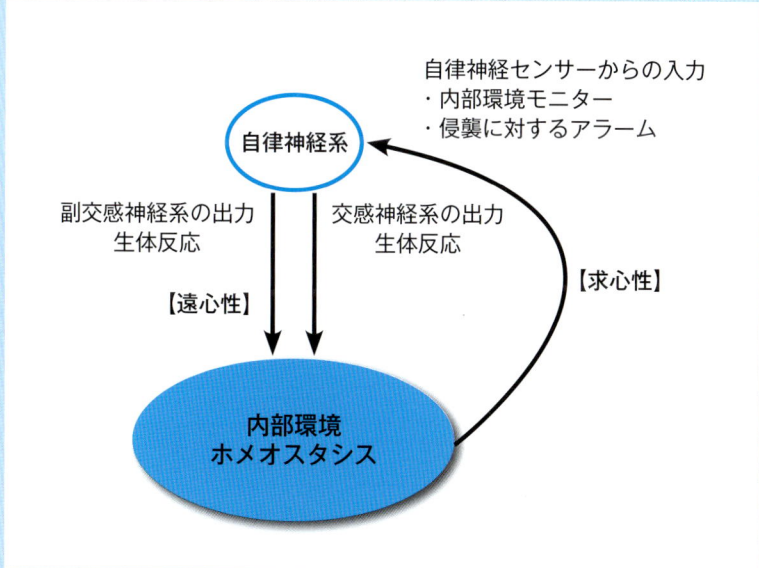

図Ⅰ-5　自律神経系によるホメオスタシスの制御

交感神経反応は，血管収縮，心拍数・心拍出量の増加，腸の蠕動・分泌の抑制，発汗亢進といったような，ストレスに対する「闘争」状態をもたらす．一方，副交感神経反応は，交感神経効果とは逆の「安静」状態をもたらす．一般的に自律神経反応／症状と言われるものには，頻脈や徐脈，高血圧や低血圧，四肢の冷感，顔面蒼白，冷汗，悪心・嘔吐などが挙げられる．また，軽視されがちであるが，腸蠕動や分泌の亢進による腹部違和感，便意，下痢も重要な自律神経反応／症状である（**表Ⅰ-1**）．

表Ⅰ-1　自律神経系の反応

臓器（効果器）	交感神経系	副交感神経系
心臓	心拍数増加 心収縮力亢進	心拍数減少 心収縮力抑制
末梢血管	収縮	拡張
汗腺	分泌亢進	（副交感神経支配なし）
消化管	蠕動抑制 分泌抑制	蠕動亢進 分泌亢進

ホメオスタシスが不安定化したり，生体に重大な侵襲が加わると，強い自律神経反応が誘発される．一般的に，生体への侵襲は「闘争」状態をもたらす交感神経反応を惹起するが，侵襲が非常に強い場合は，交感神経反応だけでなく副交感神経反応も惹起される[8]．自律神経センサーが強く刺激されると，まず交感神経が過剰に反応し，引き続いてバランスをとるべく副交感神経も過剰反応し，結果として，交感神経と副交感神経の均衡状態が大きく動揺するのである（**図I-6**）．さらに，脳幹の自律神経中枢内では交感神経系と副交感神経系領域の境界が不明瞭であるため，一つの強い刺激が両方を同時に刺激しやすい構造になっている．例えば，出血性ショックにおいては，ホメオスタシスが不安定となるため自律神経センサーが強く刺激され，頻脈や冷汗などの交感神経症状だけでなく，腹部違和感や便意という副交感神経症状も認められる場合がある．

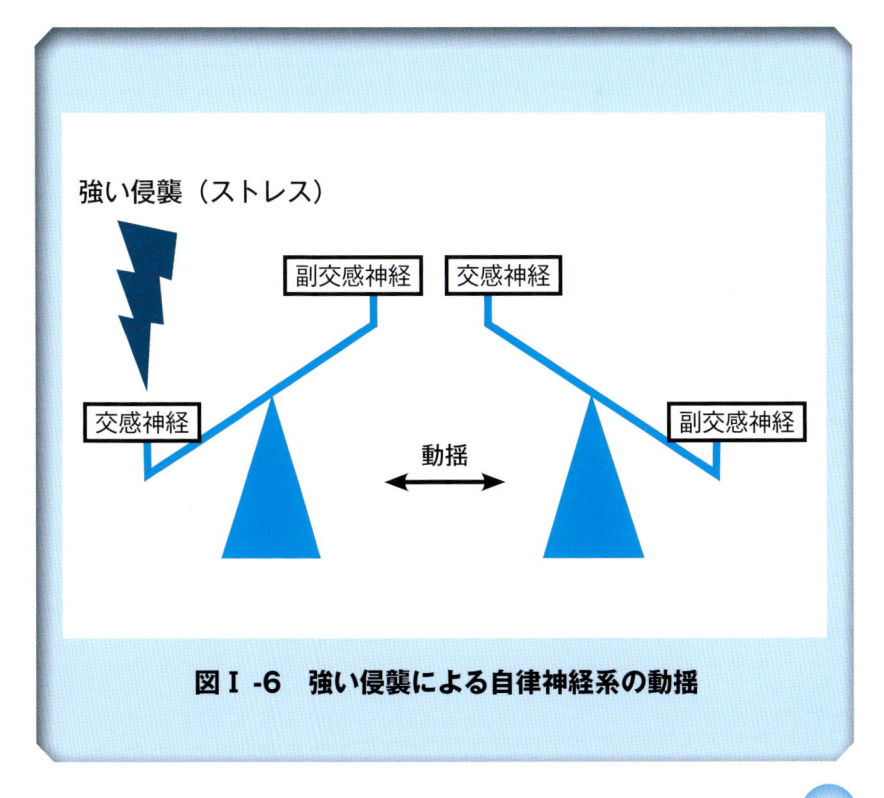

図I-6　強い侵襲による自律神経系の動揺

自律神経反応には，ホメオスタシスの動揺を制御するための「直接的」な反応，その制御反応に「付随する」反応，そして単に自律神経センサーが刺激されたことに対する「反射的」な反応に分けられる．例えば，出血性ショックにおける頻脈や末梢血管収縮は血圧を保つための「直接的」な制御反応であるが，冷汗や嘔吐などは制御に関与しない「付随的」な反応だと言える．一方，出血という重大イベントが起こっても，その直後にはホメオスタシスは安定状態に保たれているため，制御反応は起こらない．しかし，その重大イベントによって内臓や血管に分布している自律神経センサーが強力に刺激されると，「反射的」に悪心・嘔吐，冷汗，腹部違和感，便意などが誘発されることがある．この生体反応は，重大事の発症を知らせる「イベントサイン（生体アラーム反応）」というべきものである．例えば，くも膜下出血や心筋梗塞では，発症直後に，痛みだけでなく，冷汗，嘔吐，腹部違和感などが認められる．イベントサインは，患者の危機を早期に捉えるという意味で重要である（**図Ⅰ-7**）．

メンターアドバイス

・自律神経センサーの2つの機能
内部環境のモニター：ホメオスタシスの動揺を監視
重大事のアラーム：ホメオスタシスに関与しない自律神経反応（イベントサイン）を誘発

・急に起こる自律神経反応は，生体内の急激な生理的あるいは病的環境変化に対するアラームである：イベントサイン

Ⅰ. 基礎知識編

図Ⅰ-7 ホメオスタシスの不安定化と自律神経反応

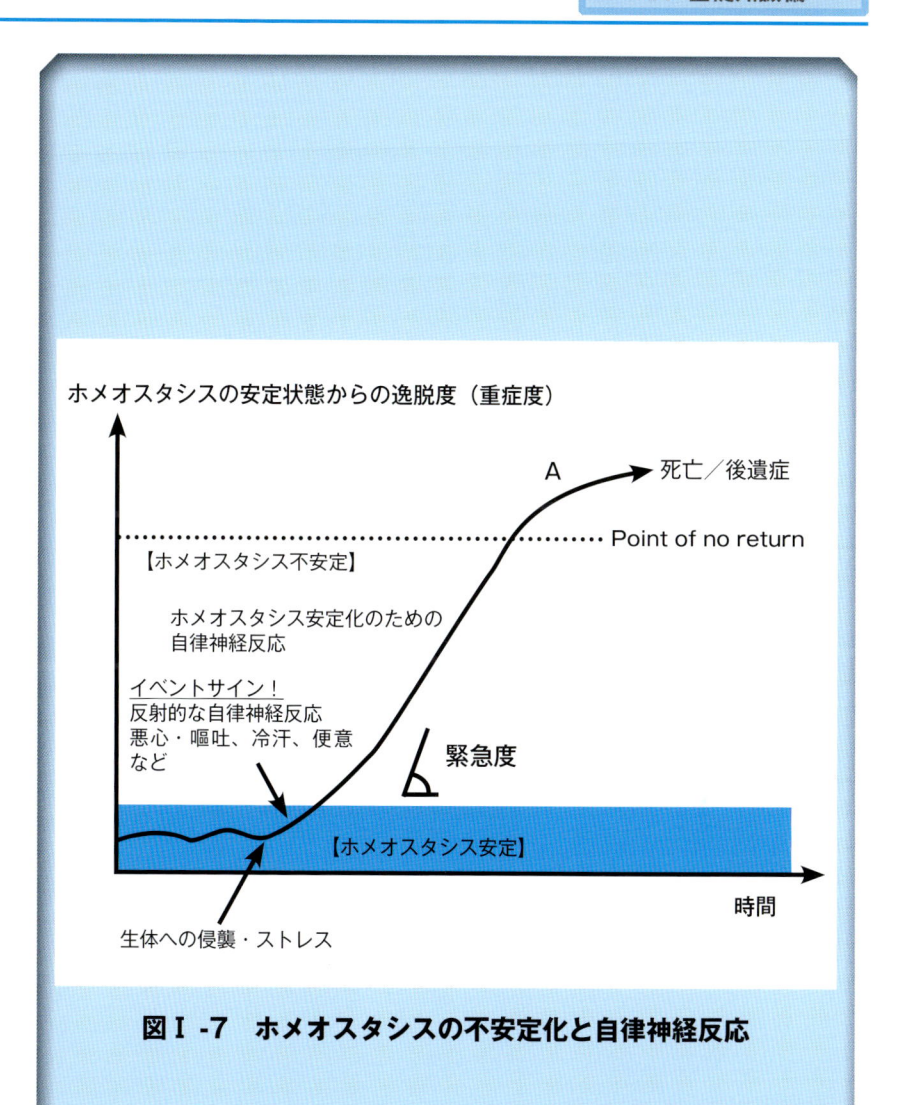

悪心・嘔吐は重篤な病態の初期にしばしば認められ，イベントサインとして特に重要である．嘔吐中枢は自律神経中枢の近傍に存在するため，強い自律神経センサーの刺激が自律神経中枢に入力されると，「混線」して嘔吐中枢も同時に刺激される．急性心筋梗塞，急性大動脈解離，子宮外妊娠破裂といった重篤な内臓疾患の初期には，イベントサインとして嘔吐が認められることが多い[9]．イベントサインとしての嘔吐は，侵襲を受けたのがどの臓器であれ，イベントが重大であるほど起こりやすい．悪心・嘔吐を安易に消化器疾患に結び付けることなく，まずは，あらゆる重篤な内臓疾患の「危険なサイン」と考えたほうがよい．

> **メンターアドバイス**
>
> ・急に起こる悪心・嘔吐⇒体内の重大イベント

②免疫系反応

　炎症反応は，病原微生物の除去や損傷した組織の修復に必須の生体反応である．感染や外傷が局所で起こった場合，そこで産生されたサイトカインによって，局所の炎症反応が促進される．一部のサイトカインは血管内に流入し，侵襲に関する情報を自律神経系と内分泌系に伝達する役割も担う．しかし，過剰なサイトカインが循環すると，全身に炎症反応が起こり，生体にとって不利益となる．

　サイトカインによる情報伝達によって，免疫系は自律神経系や内分泌系と共同作業を行う．自律神経系は血管を拡張させ，血流の増加をもたらし，局所の炎症反応を促進させる．一方で，内分泌系は副腎皮質ステロイドを放出し，サイトカインによる全身性の炎症反応を緩和している．このように，局所の炎症反応を促進しつつ全身の炎症反応を抑制するのが，炎症存在下のホメオスタシスである．しかし，侵襲が強すぎると，過剰産生されたサイトカインが多量に血中に溢れ出し，全身性の重篤な炎症反応が起こる．このような状態では，ホメオスタシスが大きく動揺してしまう（**図Ⅰ-8**）．

血中のサイトカインは脳に直接作用して，無気力感，無関心，眠気，倦怠感，脱力感，不快感，食欲減退といった自覚症状を引き起こし，客観的には，食事摂取量の減少，緩慢な動作，外出頻度の減少，仰臥がちになるというような，日常行動の抑制的変化として認識される．このような一連の症状や変化は，包括的に acute sickness behavior（以下，「急性疾患関連行動」と訳す）と呼ばれており，「炎症によって起こる急激な身体的・精神的活動性の低下」として特徴付けられる[10]．この急性疾患関連行動は，これまで炎症性疾患によって起こる「体力消耗」の結果と考えられてきた．しかし，近年の研究では，急性疾患関連行動は単なる「消耗」ではなく，人間や動物が病気の急性期を乗り切るために必要な「適応反応」であることがわかってきた[11]．例えば，身体活動の減少は体力温存につながり，食欲減退は病原微生物に必要な栄養素（特に鉄分）の摂取を減らすことで，微生物の増殖を抑制するのに役立つ．ただし，過度な急性疾患関連行動は，かえって生体に不利となる．

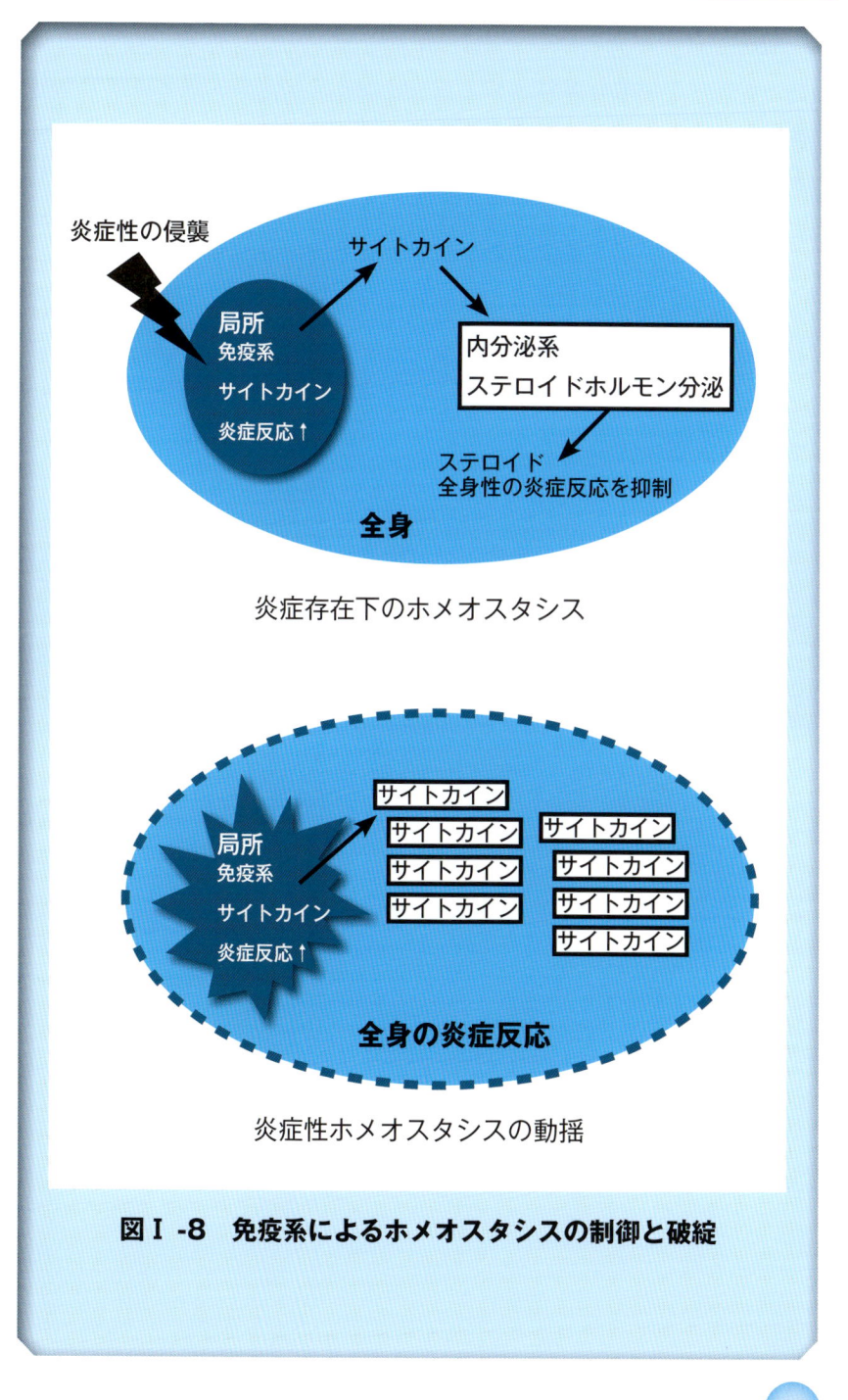

図Ⅰ-8 免疫系によるホメオスタシスの制御と破綻

炎症存在下のホメオスタシス

炎症性ホメオスタシスの動揺

血中サイトカイン量は急性疾患関連行動の程度と相関する[10]．つまり，急性疾患関連行動は炎症下のホメオスタシスの状態を反映する指標になりうる[8,9]．「全く食欲がない」，「だるくて全く動けない」，「何もしたくない」といった意欲や身体活動の低下は，多量のサイトカインが血中に溢れ出し，ホメオスタシスが不安定化していることを疑わせる．特に食欲は敏感な指標となりうる．動物実験では，血中のサイトカインが増加すると，その1時間以内に食欲が急激に減退することが示されている[12]．急性の食欲低下は，安易に「急性胃腸炎」と考えて軽視せず，体内に高度の炎症が起こったことを示唆するサインとして捉える必要がある．

メンターアドバイス

- 急性疾患関連行動（急激な意欲・身体活動の減退）は炎症性ホメオスタシスの指標となる

- 急激な食欲低下は重大疾患のサインである

炎症性ホメオスタシスが維持されていれば，急性疾患関連行動は自分の意志で制御可能であり，症状としては「軽度〜中等度」である[9,11]．例えば，「食欲はないが，身体に悪いから多少は食べている」とか，「なんとか必要な家事はやっている」といったように，自分で状況判断が可能で，かつそのように行動できるものである．一方，自分の意志でコントロールできないような「高度」の症状は，炎症性ホメオスタシスの不安定化を示唆している．例えば，「全く水や食事が摂取できない」とか「全く家事ができない」などのように，「頭でわかっていても，体が言うことを聞かない」状態である．

高齢者は重篤な疾患であっても自覚症状が軽いことが多いため，危険なケースが見逃されやすい．そのような場合，食事摂取量の減少や身体活動の低下といった行動変化は，第三者によって客観的に観察できる有用かつ重要なサインとなる．急激な日常生活動作（ADL：activity of daily life）の低下に注意が必要である（**表Ⅰ-2**）．例えば，在宅高齢患者が，急に「元気がなくなった」，「トイレに1人で行けなくなった」，「食べなくなった」といった行動変化（ADLの低下）が起こった場合は，安易に「風邪だろう」と考えるのではなく，危険なサインとして捉えなければならない[13,14]．

表Ⅰ-2　日常生活動作（ADL: Activities of Daily Living）

日常生活動作（DEATH-ADL）		
D	Dressing	（着替え）
E	Eating	（食事）
A	Ambulating	（移動・歩行）
T	Toiletting	（排泄）
H	Hygiene	（衛生状態）

メンターアドバイス

・高齢者が急に「元気がなくなった」「食べなくなった」
⇒過度な急性疾患関連行動⇒危険なサイン

3. 病態からみた危険なサイン

1）緊急度の高い病態

　以上はホメオスタシスの観点から，危険なサインを論理的に考察してきた．ここからは，「ホメオスタシスの動揺」の背後に潜む「危険な病態」の視点から考察する．危険なサインの大部分はホメオスタシスを介して病態とつながるが，一部のものはホメオスタシスを介することなく直接病態とつながる（イベントサイン）．（**図Ⅰ-9**）．

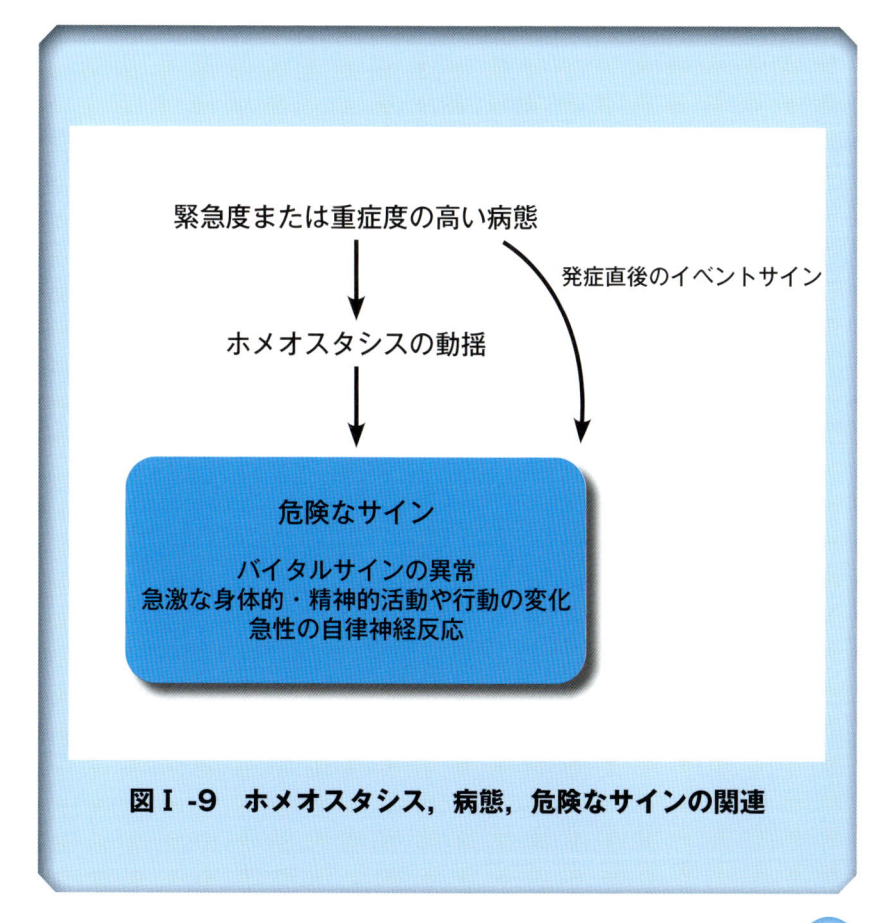

```
        緊急度または重症度の高い病態
              │        \
              │         \ 発症直後のイベントサイン
              ▼          \
        ホメオスタシスの動揺  \
              │            \
              ▼             ▼
            ┌─────────────────┐
            │    危険なサイン    │
            │                   │
            │  バイタルサインの異常  │
            │ 急激な身体的・精神的活動や行動の変化 │
            │   急性の自律神経反応   │
            └─────────────────┘
```

図Ⅰ-9　ホメオスタシス，病態，危険なサインの関連

ある時点では重症度が高くなくても，その後に，急速に重症化してしまう場合がある．従って，患者の危機を早期に発見するという点からは，重症度よりも緊急度を重視しなければならない．緊急度を決めるのは病名ではなく病態なので[15]，診断をつけなくても緊急度は推定できる．最も緊急度が高い病態は，呼吸・循環システムを直接破綻させるような病態，つまり急性の気道閉塞（声帯浮腫，異物など）と致死的不整脈（心室細動や多形性心室頻拍など）である（**図Ⅰ-10**）．これらは呼吸困難や突然の虚脱を伴うので，経験の浅い医療者であっても容易に「危険だ」と認識できる．危険を見抜くという点で問題となるのは，これら以外の緊急度が高い病態である．そのような病態とは，大出血（太い血管の破綻），臓器の虚血・壊死（太い血管の閉塞），高度の非虚血性炎症である．これら3つの病態は概ね共通した経過をたどる．重要なことは，いずれの病態が進行しても，ショックあるいは全身性炎症反応症候群（SIRS：Systemic Inflammatory Response Syndrome）というプロセスを経るということである（**図Ⅰ-9**）．患者の危機を見抜くということは，ショックとSIRSに進行しつつある状態を，可能な限り早期に認識することだと言える．ショックとSIRSはホメオスタシスが大きく動揺，あるいは破綻している状態であり，症候学的にショックは自律神経反応に，SIRSは急性疾患関連行動に関連付けることができる．

Ⅰ. 基礎知識編

気道閉塞　致死的不整脈　　最も緊急度が高い：秒～分単位で進行

太い血管の破綻　→　大出血　→　ショック　→　分～数時間で進行　→　死亡 後遺症

太い血管の閉塞　→　ショック

臓器の壊死

高度の炎症　→　全身性炎症反応症候群　→　ショック

図Ⅰ-10　緊急度の高い病態のプロセス

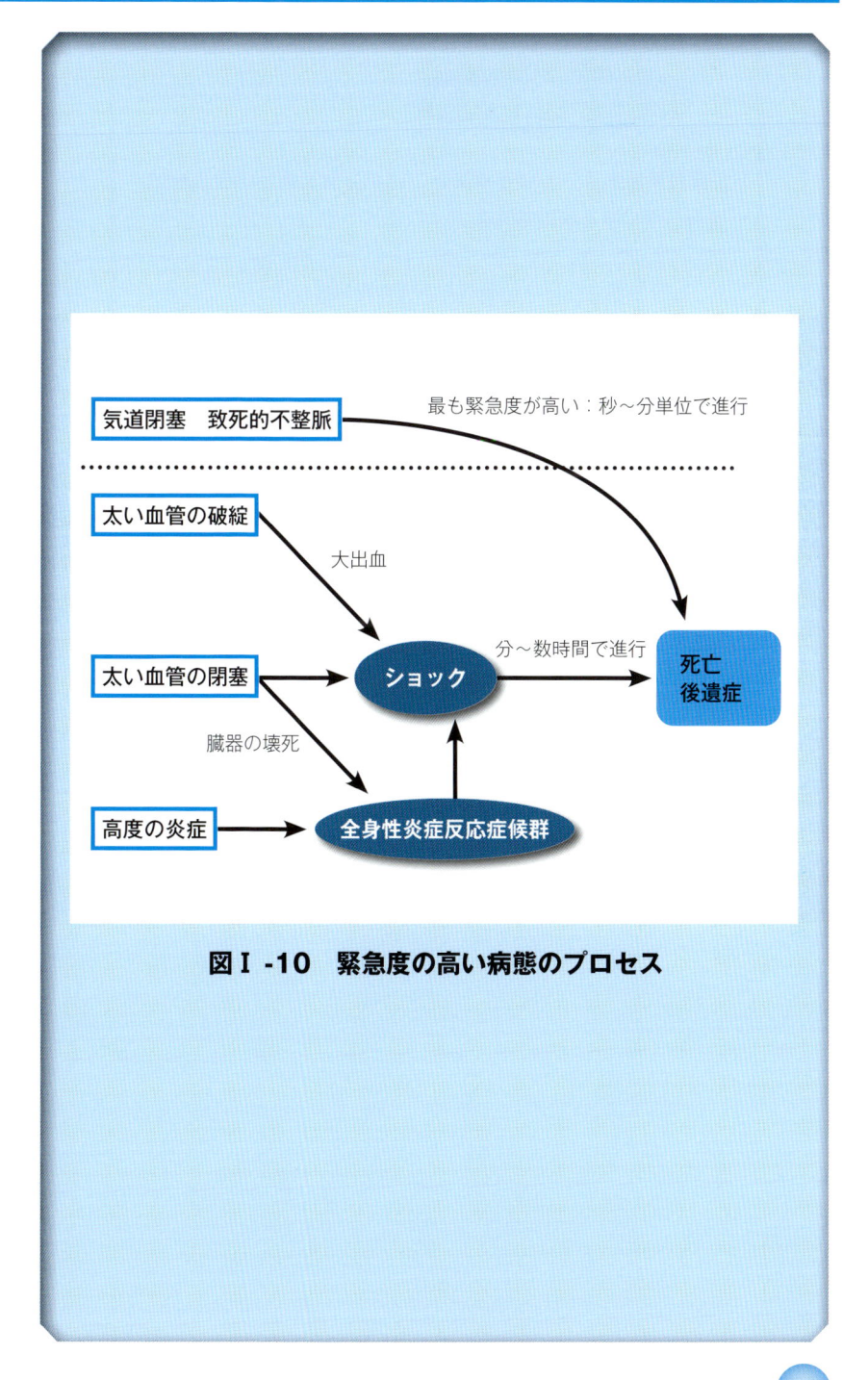

メンターアドバイス

・緊急事態とは，ショックあるいは全身性炎症反応症候群に進行しつつある状態である

・ショックあるいはその前兆⇒急性自律神経反応

・全身性炎症反応症候群（SIRS）あるいはその前兆⇒過度な急性疾患関連行動

Note

2）ショック

①病態

　ショックとは高度の全身性循環障害であり，そのために主要臓器に十分な酸素が供給できなくなり，遷延すれば多臓器不全から死亡に至る．ショックの最大の特徴は血圧の低下であり，その診断には「血圧の絶対値の低下」が重視されている（**表Ⅰ-3**）[16]．しかし，血圧が「正常」であっても臓器の微小循環は障害されうるので，「血圧が低下していなければショックではない」という認識は正しくない．患者の危機を早期に発見するためには，血圧が低下する前に，危険なサインを認識しなければならない[17]．自律神経センサーが血圧低下の予兆を検知すれば，その情報が自律神経中枢に伝えられ，血圧を保つために心拍数増加や末梢血管収縮の是正反応が迅速に発現する．このように，ショックの初期に，見掛け上血圧が保たれる状態を代償性ショックと言う．この段階を見逃すと，ホメオスタシスが維持できなくなり，急速に血圧が低下し，危険な非代償性ショックとなる．

②症候

表Ⅰ-3にショックの診断基準を示す．これは「非代償性ショック」を表現したものと言える．非代償性ショックの症候学的特徴は，収縮期血圧の明らかな低下（＜90 mmHg または通常よりも30 mmHgの低下）である．脳虚血による意識レベルの低下を伴うことも少なくない．非代償性ショックでは全身が虚脱するので，一見して容易に危険な状態として認識できる．典型的な非代償性の出血性ショックは，この診断基準の項目がほぼすべて当てはまる．一方，敗血症性ショックやアナフィラキシーショックは末梢血管が拡張するので，その初期には四肢は冷たいというよりも温かい．ほとんどのショックは頻脈となるが，高度の徐脈によって起こる心原性ショックもある．

表Ⅰ-3　ショックの診断基準（日本救急医学会　監修　2011）

1. 大項目：血圧低下
収縮期血圧90 mmHg未満または通常の血圧より30 mmHg以上の血圧降下

2. 小項目（3つ以上を満たす）

①心拍数100回/分以上、または60回/分未満
②微弱な頻脈・徐脈
③爪先の毛細血管のrefill遅延（圧迫解除後2秒以上）
④意識障害（JCS2桁以上またはGCS合計10点以下、または不穏・興奮状態）
⑤乏尿・無尿（0.5 mL/kg/時以下）
⑥皮膚蒼白と冷汗、または39℃以上の発熱（感染性ショックの場合）

JCS: Japan Coma Scale　GCS: Glasgow Coma Scale
大項目＋小項目3つ以上をショックとする。

一方，代償性ショックは血圧が保たれているため，ともすれば見逃されることがある．代償性ショックは，**表Ⅰ-3**の小項目を重視して捉えなければならない．重要な症候学的特徴としては，交感神経の賦活化による頻脈と皮膚所見（四肢冷感，冷汗，顔色不良など），そして脳の酸欠症状がある（**図Ⅰ-11**）．ただし，高齢者やβ遮断薬を内服している患者では心拍数が増えないこともある．脳は酸欠に非常に弱いので，少しでも脳血流が減少すると自他覚症状が出る．典型的には，めまい，眼前暗黒感，姿勢保持障害（筋緊張度の低下，「立っていられない」）が挙げられる．それ以外にも，生あくび（酸素を欲しがる反応で，眠気とは無関係に唐突に起こる），精神活動の変化（反応性の低下，元気がない，非協力的態度，不安感，不穏など），気分不快といった漠然とした徴候もある．

代償性ショックよりも早期の段階，つまりバイタルサイン上軽度の頻脈（90〜100回／分）は認められても血圧が保たれている状態を臨床的にプレショックと言うことがある．プレショックを見抜くことは困難であるが，その徴候として不安感や気分不快が認められる場合がある．これらは軽度の脳酸欠症状か，「自分で説明できない体調の変化」に対する心因性の反応であると考えられる．

メンターアドバイス

ショックを早期にみつけるための重要なサイン

- 皮膚の交感神経反応：冷汗，四肢の冷感，顔色不良
- 軽度の脳酸欠症状：不安感や気分不快

Note

Ⅰ．基礎知識編

ホメオスタシスの安定状態からの逸脱度（重症度）

死亡／後遺症

Point of no return

【ホメオスタシス不安定】大量下血！
血圧低下
意識レベル低下

頻脈
冷汗
四肢の冷感
不安感

危険なサインを察知
→緊急治療

潰瘍から出血！

【ホメオスタシス安定】

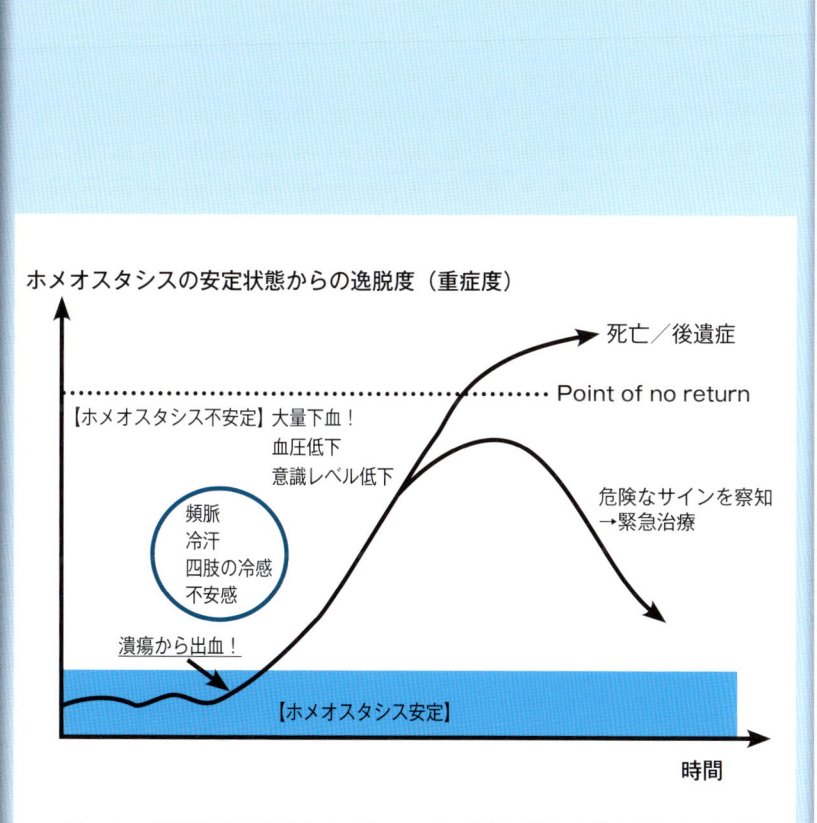

時間

例：十二指腸潰瘍の出血によるショック（胃に逆流せず吐血しない場合）

図Ⅰ-11　消化管出血の経過と危険なサイン

3）全身性炎症反応症候群（SIRS）

①病態

　生体に炎症性の強い侵襲が加わると，免疫反応によって多量に産生されたサイトカインが血中に溢れ出し，さらに交感神経も活性化される．その結果として起こる全身性の炎症状態がSIRSであり，体温，心拍数，呼吸数，末梢白血球数といった生体反応によって診断される（**表I-4**)[17]．肺の炎症でなくても頻呼吸が起こるのは，生体内のエネルギー代謝が亢進し，細胞の酸素需要が増加して「相対的酸欠」状態になるためである．「相対的酸欠」を是正するために，細胞内への酸素取り込みを促進する生体反応として，頻脈と頻呼吸が発現するのである．なお，頻呼吸は，代謝性アシドーシスを補正する意義ももつ．SIRSを起こす主な内科的原因には，臓器虚血や感染症などがある．SIRSとは，炎症によって起こるホメオスタシスの不安定化を簡便かつ早期に見つけ出すために提唱された概念であり，その最も大切な意義は，炎症性疾患を敗血症（あるいは敗血症性ショック）に至る前に捉えることである．

表I-4　全身性炎症反応症候群
（SIRS: Systemic Inflammatory Response Syndrome）の診断基準

体温	>38℃　あるいは　<36℃
心拍数	>90/分
呼吸数	>20/分　（あるいは $PaCO_2$ <32 mmHg）
白血球数	>12000/μl　あるいは　<4000/μl

以上の4つのクライテリアのうち、2つ以上を満たす場合に、SIRSと診断される.

②症候

　SIRSの段階になると，頻脈と頻呼吸といった明らかな過剰生体反応を呈するようになる．しかし，SIRSに至らなくても，血中サイトカインの量が増加すれば，過度の急性疾患関連行動として意欲低下と行動抑制が認められる．従って，SIRSに至る前に危険を察知するためには，急性疾患関連行動に着目しなければならない（**図I-12**）．急性疾患関連行動は非特異的かつ曖昧であるが，特に高齢者における「急に元気がなくなった」，「急に食欲がなくなった」，「急に臥床がちになった」といった行動変化に注意する．SIRSの原因になるほどの強い侵襲は，自律神経センサーを強く刺激し，悪心・嘔吐や冷汗といった自律神経反応を誘発することもある（イベントサイン）．

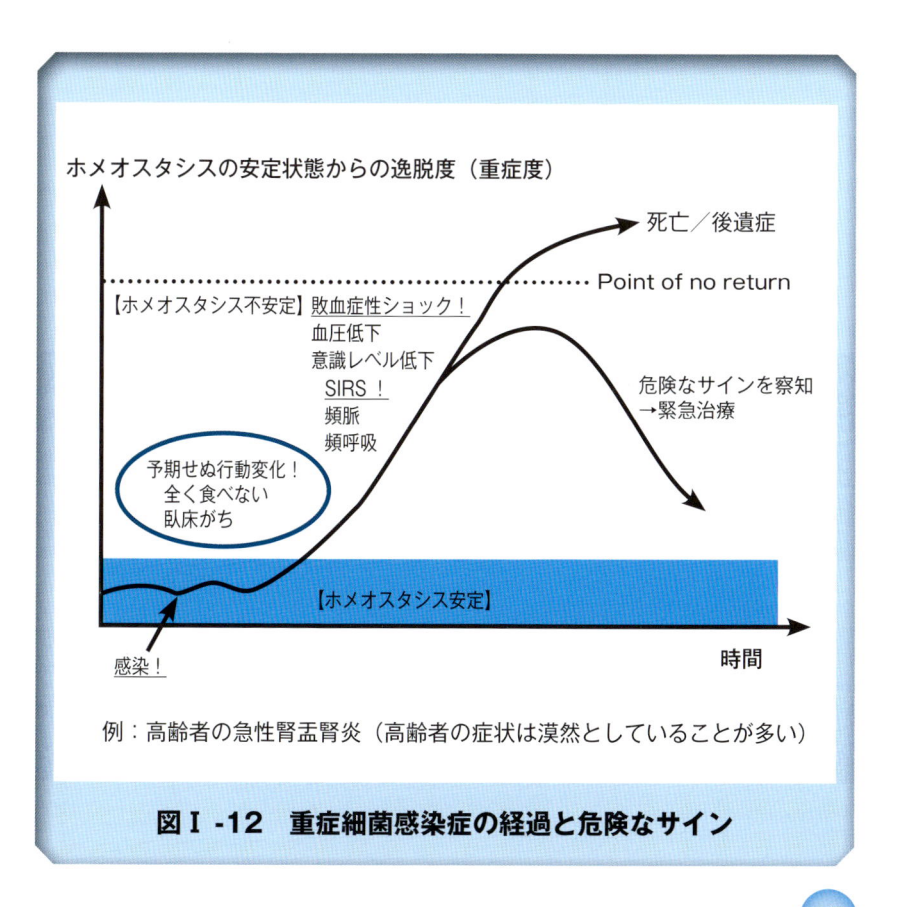

図I-12　重症細菌感染症の経過と危険なサイン

例：高齢者の急性腎盂腎炎（高齢者の症状は漠然としていることが多い）

4．その他の危険なサイン

ショックやSIRSに直接的な関連はないが、しばしば認められる危険なサインを以下に挙げる．

1）せん妄

せん妄とは、急激に思考内容や行動が混乱する状態、つまり急性の錯乱状態である[13]．正常な状態の脳は、脳幹によって意識レベル（覚醒状態）が維持され、さらに脳幹が発する信号によって大脳皮質が刺激され、正常な認知機能（意識内容）が発揮される．正常な認知機能の前提は、適切な脳幹刺激による正常な意識レベルである．異常刺激が脳幹に加わると意識レベルが低下し、大脳皮質への情報伝達が混乱するため、認知機能が損なわれる（**図Ⅰ-13**）．この状態がせん妄である．せん妄の原因は薬物、アルコール、中枢神経系疾患、全身性の内科疾患など多岐にわたる[13]．せん妄の発症には複数の脳内神経伝達物質が関与すると言われているが、交感神経系の過剰興奮や炎症性サイトカインも関与している[18]．この点から、せん妄は、不安定なホメオスタシスを反映する指標とも言える．

Ⅰ. 基礎知識編

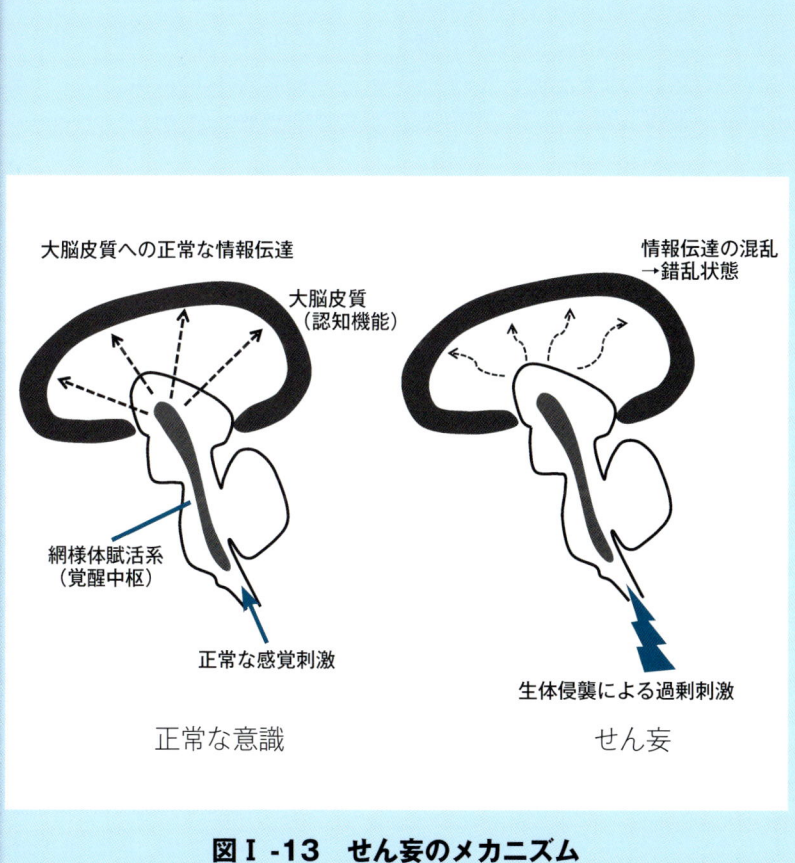

大脳皮質への正常な情報伝達

大脳皮質
（認知機能）

網様体賦活系
（覚醒中枢）

正常な感覚刺激

正常な意識

情報伝達の混乱
→錯乱状態

生体侵襲による過剰刺激

せん妄

図Ⅰ-13　せん妄のメカニズム

せん妄における認知機能障害とは注意力/集中力の低下であり、そのために周囲との関係性が認識できなくなり、見当識障害（人，場所，時間がわからない）を起こす．本邦ではJapan Coma Scale (JCS)で意識障害を評価することが多い（**表Ⅰ-5**）．せん妄はJCSのⅠ-1，つまり「今ひとつはっきりしない」という非常に曖昧な表現に相当する．覚醒状態は維持できる程度の，ごく軽度の意識障害である．

表Ⅰ-5　Japan Coma Scale (JCS)

Ⅰ．刺激しなくても覚醒している
- 0．清明
- 1．今ひとつはっきりしない
- 2．時、人、場所がわからない
- 3．自分の名前、生年月日が言えない

Ⅱ．刺激すると覚醒するが刺激を止めると眠り込む状態
- 10．普通の呼びかけで容易に開眼する
- 20．大きな声または体をゆさぶることによって開眼する
- 30．痛み刺激を加えつつ呼びかけてやっと開眼する

Ⅲ．刺激しても覚醒しない
- 100．痛み刺激に対して払いのけるような動作がある
- 200．痛み刺激で少し手足を動かしたり顔をしかめる
- 300．痛み刺激に反応しない

JCS I-1 以上は意識障害あり

I. 基礎知識編

　せん妄は過活動型（攻撃的態度，挙動不審，ソワソワして落ち着かないなど），活動低下型（無気力，アイコンタクトが少ない，視線が定まらない，呼びかけに反応が悪いなど），両者の混合型に分けられる．軽度のせん妄は，「いつもと雰囲気が違う」程度の変化しかなく，見逃されやすい．目線が合わない，呼びかけや質問に対する反応が鈍い，会話がうまくかみ合わないといった，注意力・集中力の低下に注意する．過度の急性疾患関連行動にみられる意欲の低下（無関心，無気力など）は，活動低下型せん妄と区別することが難しい．ただ，いずれも危険なサインとしての意義は同じである．

メンターアドバイス

- 予期せぬ急性の精神状態あるいは行動の変化⇒せん妄⇒危険なサイン

2）顔色不良

　顔色は個人差が大きいため,「顔色不良」は客観性に乏しい．しかし,「何だか顔色が悪い」と直感し，実際それが危険なサインであるケースも稀ではない．肌の色を規定する主因子は，メラニン，ヘモグロビン，カロチノイドであるが，前2者の影響が大きい．メラニンやカロチノイドは短時間で変化しないので，急に顔色が変化するのは，真皮層における急性のヘモグロビン減少，つまり皮下の循環不全（ショックによる循環血液量の減少，あるいは交感神経亢進による毛細血管収縮）である．循環不全が同程度であっても，表皮のメラニン量には大きな個人差があるので，表面から見る顔色には大きな個人差が生じる（**図Ⅰ-14**）．顔色に関する色彩工学的研究によれば，メラニンは肌の質感（地味な／派手な，暗い／明るいなど）に影響し，ヘモグロビンは顔全体の印象（健康そうな／不健康そうな，生き生きした／生気のない）に影響すると報告されている[19]．このことから，「顔色が悪い」とは，皮膚（真皮）の循環不全がもたらす「不健康感」であり，その際の顔色の個人差はメラニンによる「質感」の差であると考えられる．

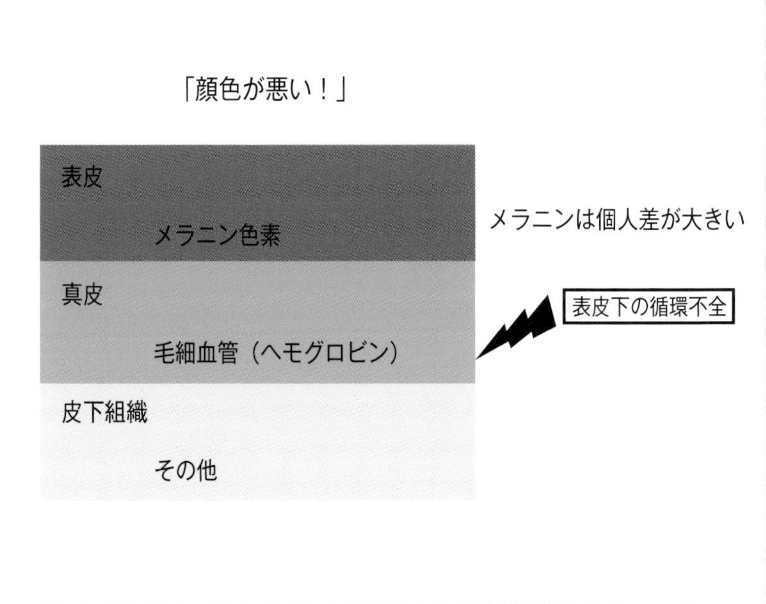

I. 基礎知識編

「顔色が悪い！」

表皮	
	メラニン色素
真皮	
	毛細血管（ヘモグロビン）
皮下組織	
	その他

メラニンは個人差が大きい

表皮下の循環不全

図I-14　顔色を規定する主な要素

循環不全による顔色の変化は，一般的に「顔面蒼白」と表現され，「白」をイメージさせる．しかし，実際に「顔色が悪い」と言った場合，「蒼白」，「土気色」，「青ざめた」，「緑っぽい」，「どす黒い」など，「白」以外の多様な色で表現されることも多い．色彩工学的実験によって，「顔の赤みの減少（循環不全）」をシミュレーションしてみると，単純な「白」のイメージではないことがわかる[19]．**図Ⅰ-15**に示した男性と女性の顔色を見て欲しい．もともとメラニンが多くて色黒であれば，赤みが減少すると「緑っぽい～どす黒い」感じに見える（向かって図の左上隅）．この顔色は違和感を持つような，不健康そうな色である．また，もともとメラニンが少なくて色白であれば，赤みが減少すると「薄い黄色～白」に見える（向かって図の左下隅）．顔の輪郭が不明瞭に見える点は興味深い．これは，最初にあげた看護研究（P.15 **表1**参照）にあった，「とろけるような顔」あるいは「輪郭がぼやける」に相当するのではないだろうか．表現方法は曖昧かもしれないが，顔面に現われた循環不全を捉えたものだと考えられる．

顔の赤みが減じると黄〜緑に見える理由は，絵具の色を参考に考えてみるとわかりやすい．「黒（メラニン）」，「黄色（カロチノイド）」，「赤（ヘモグロビン）」が混ざったものが皮膚の色である．少量の黒を黄色に混ぜるとオリーブ色（暗い黄緑）になるが，この色は顔色から「赤」を抜き取った色とみなせる．「赤」を減少させて循環不全をシミュレーションした場合，黄〜緑色が強調されることが理解できる．

　以上のことから，顔色に着目して軽度の循環不全を見抜くためには，必ずしも「白」のイメージではなく，「暗い黄〜緑」のイメージが妥当だと考えられる．「土気色」，「緑っぽい」，「どす黒い」といった顔色は，「オリーブ色（暗い黄緑）」のバリエーション（個人差）として説明できる．一方，高度な循環不全や低酸素血症では，チアノーゼによって顔色が蒼白（青ざめる）となる．

メンターアドバイス

・顔色が悪い（循環不全）⇒「白」ではなく，「青」，「黄」，「緑」のイメージ

図Ⅰ-15　色彩工学的研究によるシミュレーション

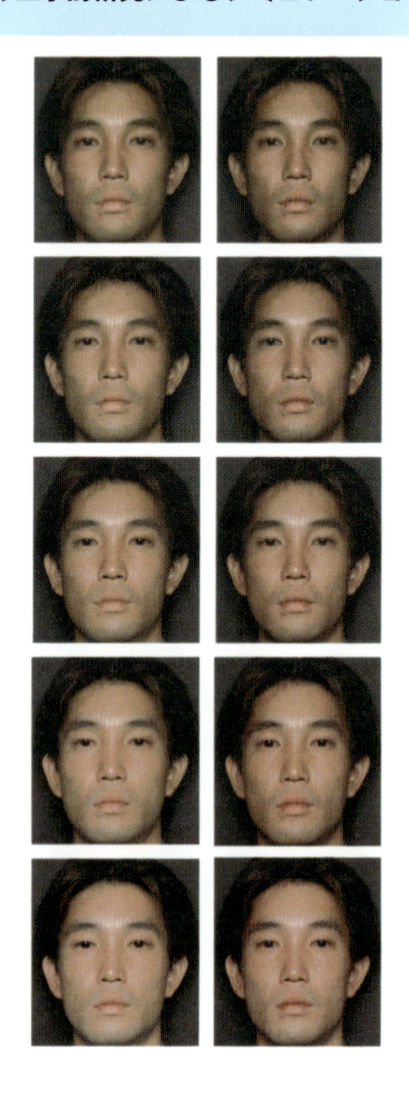

メラニン量
（黒み）増強

Ⅰ．基礎知識編

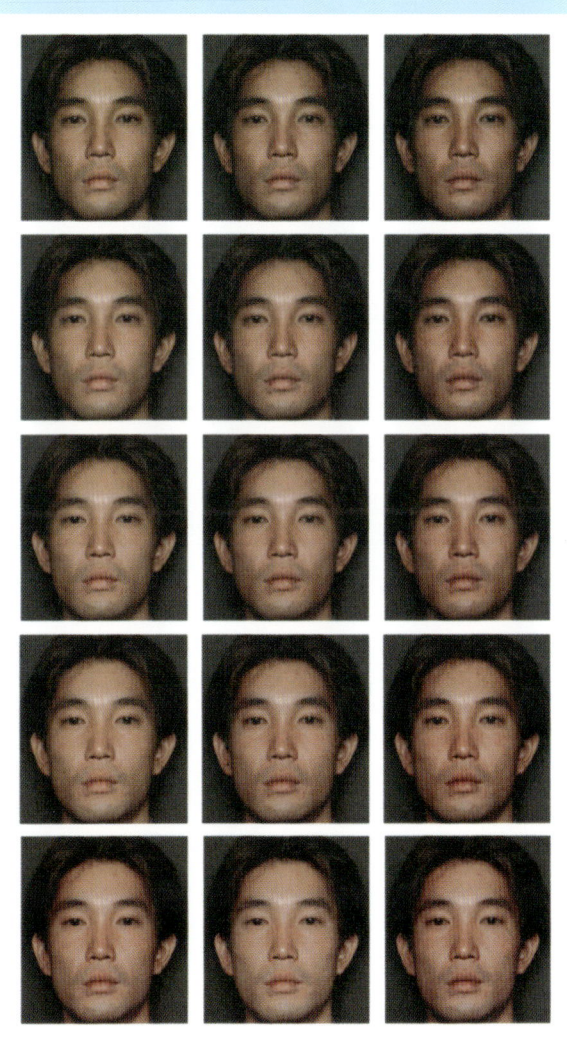

ヘモグロビン量（赤み）減弱 ←

＊植月啓次ら
日本写真学会誌
「独立成分分析による顔色変化
予測に基づく顔画像の評価」
2001　より許可を得て引用

67

図Ⅰ-15　色彩工学的研究によるシミュレーション

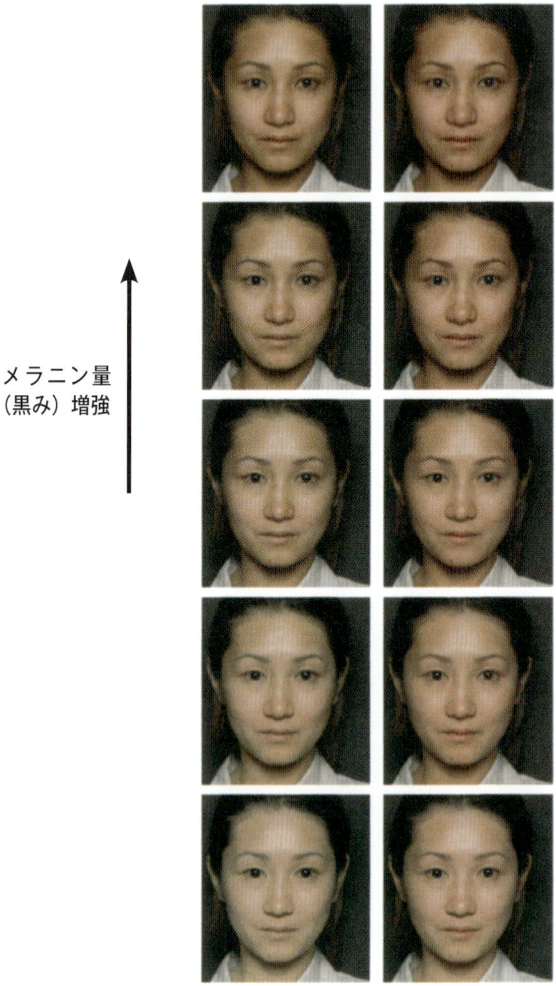

メラニン量
（黒み）増強

Ⅰ．基礎知識編

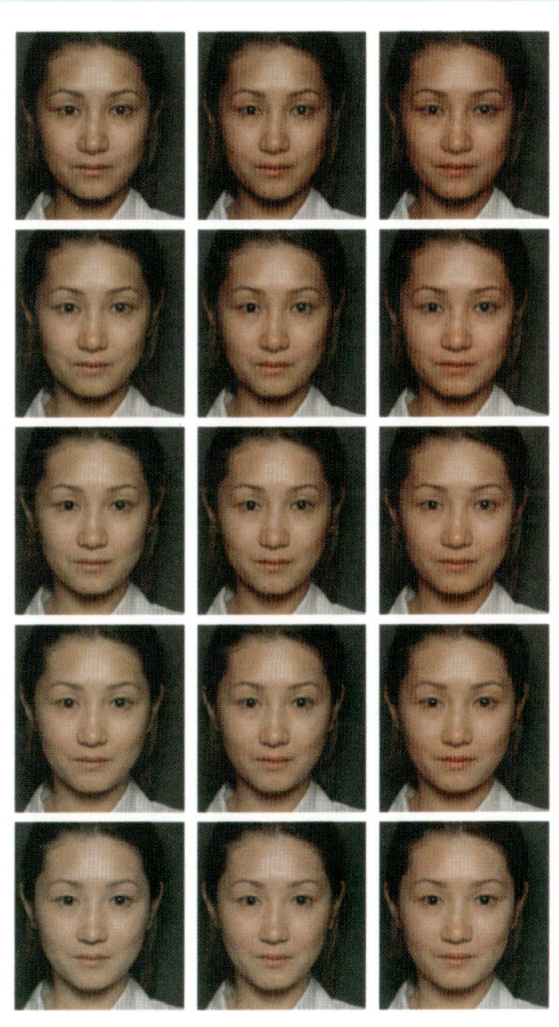

ヘモグロビン量（赤み）減弱 ←――――――

＊植月啓次ら
日本写真学会誌
「独立成分分析による顔色変化
予測に基づく顔画像の評価」
2001　　より許可を得て引用

3）気分不良 / 不快（「何となく気分が悪い」）

それまで普通にしていた患者が，唐突に「気分が悪い」と訴えることがある．曖昧な訴えであるが，これはショックの初期にみられる危険なサイン，あるいは重大事を知らせるイベントサインの可能性がある．突然の気分不良とは軽度の悪心と考えられ，脳血流の減少や自律神経センサーを介した嘔吐中枢の刺激と考えられる[9]．もしくは，自律神経センサー刺激が誘発した副交感神経反応（腸管蠕動亢進）による症状かもしれない．

「何だか気分が悪い」とは，患者にとって嘔吐するほど明らかな不快感ではないが，これまでに経験したことのない感触であるため，単に「気分が悪い」としか表現できないのかもしれない．加えて，患者は自身の体に何が起こったかよくわからないため，表情も不安気となる．急性の「気分不良」は曖昧ではあるが，軽視せずに慎重に対応するほうがよい．

メンターアドバイス

・急に「気分が悪い」⇒ 軽度の嘔吐中枢刺激 ⇒ 危険なサイン

II．実践編

　実践編では，前編で解説した基礎知識に基づいて，危険なサインの捉え方を述べる．

ここに示す根本的な考え方は，ER（Emergency Room: 救急外来）における重症度・緊急度の決め方（トリアージ）と同じである．ERのトリアージでは，主訴とともにモディファイアを重視する．モディファイアとは，トリアージの緊急度を決めたり修正したりする因子である．最優先されるのは，呼吸の状態，循環の状態，意識レベル・精神状態，敗血症の可能性である[20]．これらを第1段階のモディファイアと言い，その大部分は生理学的なパラメーターである．どの主訴であろうと，第1段階のモディファイアに異常が認められれば緊急度が高いと判断される．第1段階のモディファイアに問題がない場合は，疼痛の強さ，出血性疾患の有無，不安状態・興奮状態，奇異な行動といった第2段階のモディファイアによって決定される．第2段階のモディファイアにも問題ない場合は，個別の問診所見や診察所見によって決められる[20]．

　本書では，一般外来の患者，一般病棟の入院患者，在宅患者，薬局来局者というように，ERよりも広い患者群を想定している．つまり，ERよりも軽症患者が多く，必然的に，一見軽症だが実は重症な患者に出会う機会も増える．従って，実践編では，ERトリアージの第1段階と第2段階のモディファイアだけでなく，より漠然としたわかりにくい早期のサインにも重点をおいて解説してある．

　基礎知識編で述べたように，漠然とした危険なサインとは，「患者の全体像が急に変化した状態」である．危険なサインを見つけるには特別な診察や検査を必要としない．視診と問診が基本で，それに加えて簡単な触診と血圧測定ができればよい．

Ⅱ. 実践編

メンターアドバイス

- 漠然とした危険なサイン
 ＝急激な「患者の全体像」の変化
 ＝急激な身体的・精神的活動や行動の変化と急性の自律神経反応

Note

1. 緊急度からみた危険なサイン

1）ガス交換サイクル異常のサイン

　生体のホメオスタシスで最も根源的なものは，「酸素を取り込んで二酸化炭素を排泄する」というガス交換サイクルである[15]．ガス交換サイクルに支障をきたせば，即座に重要臓器が酸欠に陥り，急速に臓器機能が低下して死に至る緊急事態である（**図Ⅱ-1**）．ガス交換サイクルは，A（気道：Airway），B（呼吸運動：Breathing），C（循環動態：Circulation），D（脳機能不全：Dysfunction of central nervous system）に着目して評価する．ガス交換サイクルの支障とは，気道の閉塞，呼吸不全，全身性の循環障害（＝非代償性ショック）であり，その結果として起こる脳機能不全である．主要臓器のなかでも，脳は酸欠に最も弱いため，全身の臓器機能不全の敏感な指標となる．これらは，概ねERトリアージの第1段階のモディファイアに相当する．

Ⅱ. 実践編

AB（呼吸系）　　　C（循環系）　　　　D　意識（脳細胞の活動）

O_2 →　呼吸　→　循環　→　細胞（臓器）エネルギー代謝
CO_2 ←　　　←　　　←

気道閉塞　　呼吸不全　　　　ショック

ガス交換サイクルの障害は最大の緊急事態

図Ⅱ-1　ガス交換サイクル

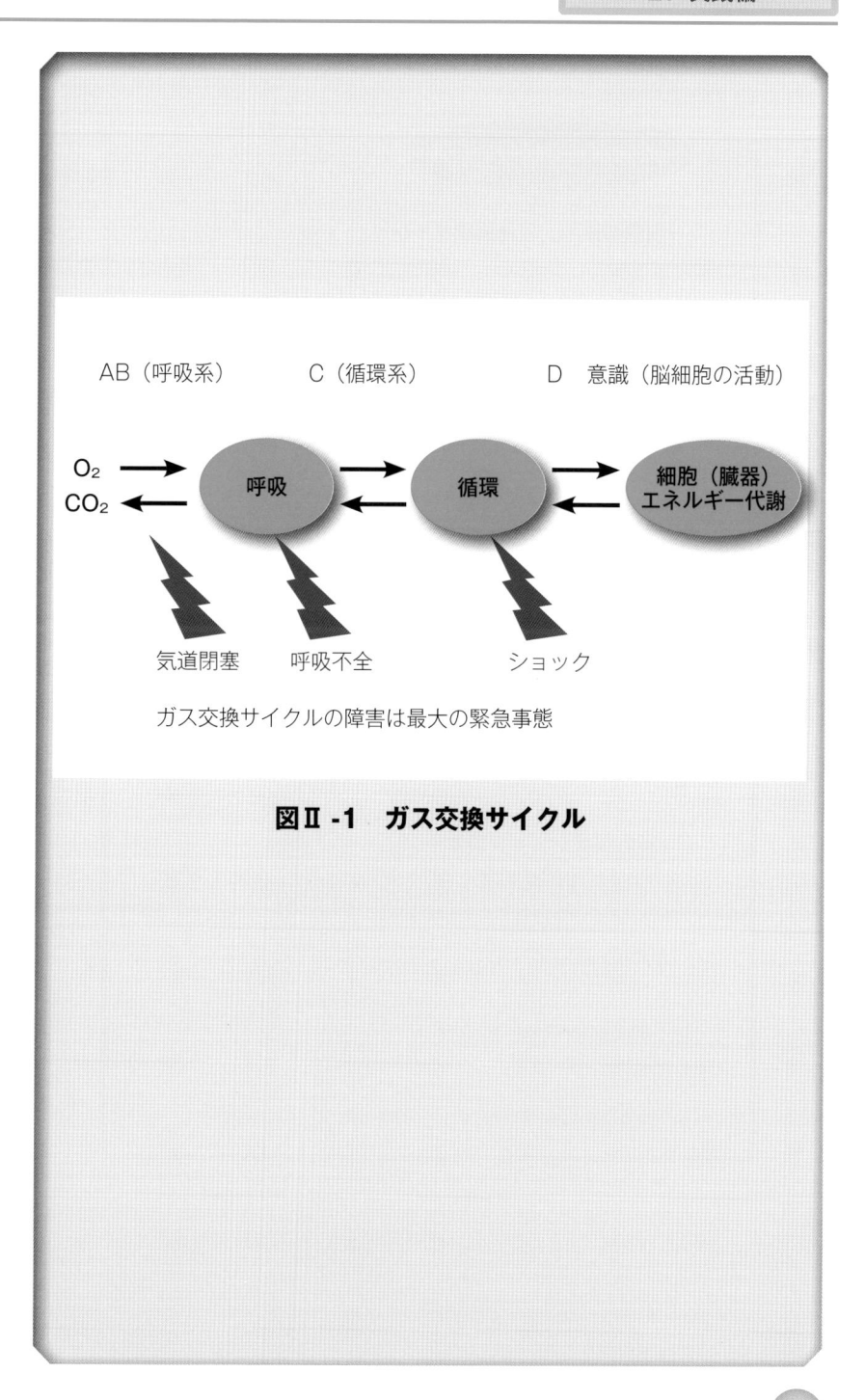

メンターアドバイス

「緊急事態！」の危険なサイン

A：気道閉塞を示唆するサイン
- こもった声（口をタオルで覆って話しているような）
- 唾液が飲み込めない / 涎が出る
- 吸気時に首のあたりから雑音が聞こえる（気道狭窄音：Stridor）

B：呼吸不全を示唆するサイン
- 努力呼吸：補助呼吸筋（胸鎖乳突筋や斜角筋など）を総動員して「肩で息をする」状態
- 頻呼吸：呼吸回数 24 回 / 分以上
- 徐呼吸：呼吸回数 8 回 / 分以下
- 起坐呼吸：座った方が呼吸が楽になる / 臥位になると呼吸が苦しくなる

C：非代償性ショックのサイン
- 収縮期血圧の低下（< 90 mmHg または通常よりも 30 mmHg の低下）
- 頻脈（>100 回 / 分）

D：脳の機能不全のサイン
- 意識レベルの低下
- せん妄

ABCDの異常は，患者と対面した際に，会話と視診によって迅速かつ簡単にスクリーニングできる[15]．まず，挨拶した時の反応をみる．呼びかけに対して，迅速に返答したり，振り向いたり，アイコンタクトを返してくるようであれば，覚醒レベルに問題はない．話しながら，喋り方，会話の内容，表情に注意する．一連の文章を途切れることなく流暢に喋ることができていれば，気道や呼吸状態に大きな支障はない．会話の内容に違和感がなく，意思疎通に問題がなければ，認知機能も問題はない．額や四肢の冷汗がなければ循環不全はないと判断できる．このようにして，ベテランの医療者は無意識のうちにABCDの異常をスクリーニングしている．

Note

2）代償性ショックと全身性炎症反応症候群（SIRS）のサイン

　気道閉塞や致死的不整脈による突然死を除けば，緊急度が高い病態は，その経過において SIRS あるいはショックを呈する（**図Ⅰ-9**）．SIRS を見逃せば，感染性疾患が敗血症性ショックに進行してしまう．代償性ショックを見逃すと，非代償性ショックへ急速に進展する．代償性ショックも SIRS も，病態的にはホメオスタシスが破綻する一歩手前であり，臨床の現場では「全身状態が悪い」などと表現される．脈拍数や呼吸数といった生理学的パラメーターだけでなく，皮膚所見といった数値化することが難しい指標も使って評価する．ＥＲトリアージの第1段階と第2段階のモディファイアよりも漠然としている．

メンターアドバイス

「全身状態が悪い…」の危険なサイン

代償性ショックのサイン
- 皮膚所見：冷汗，四肢の冷感，顔色不良
- 脳の酸欠症状：生あくび，精神活動変化（攻撃的態度，不安感，反応低下など），姿勢保持障害（立っていられない，横になりたい）

SIRS のサイン
- 頻脈：90 回 / 分以上
- 頻呼吸：20 回 / 分以上
- 体温：>38℃　または　<36℃

3）より早期の漠然としたサイン

　代償性ショックや SIRS よりも前の段階で認められるサインは，さらに漠然として捉えにくい．しかし，ベテランは微妙なサインを直感的に拾い上げ，「重症感がある」，「何かが変だ」，「何かが気になる」など表現する[8]．この直感は，患者の全体像（意識の状態，精神・身体活動，行動，自律神経反応）の急激な変化に反応したものだと考えられる．そして，その全体像の変化の「正体」とは，i）プレショックに伴う生体反応，ii）過剰な急性疾患関連行動，iii）軽度のせん妄，iv）重症疾患発症時のイベントサインの4つに集約される（**図Ⅱ-2**）．

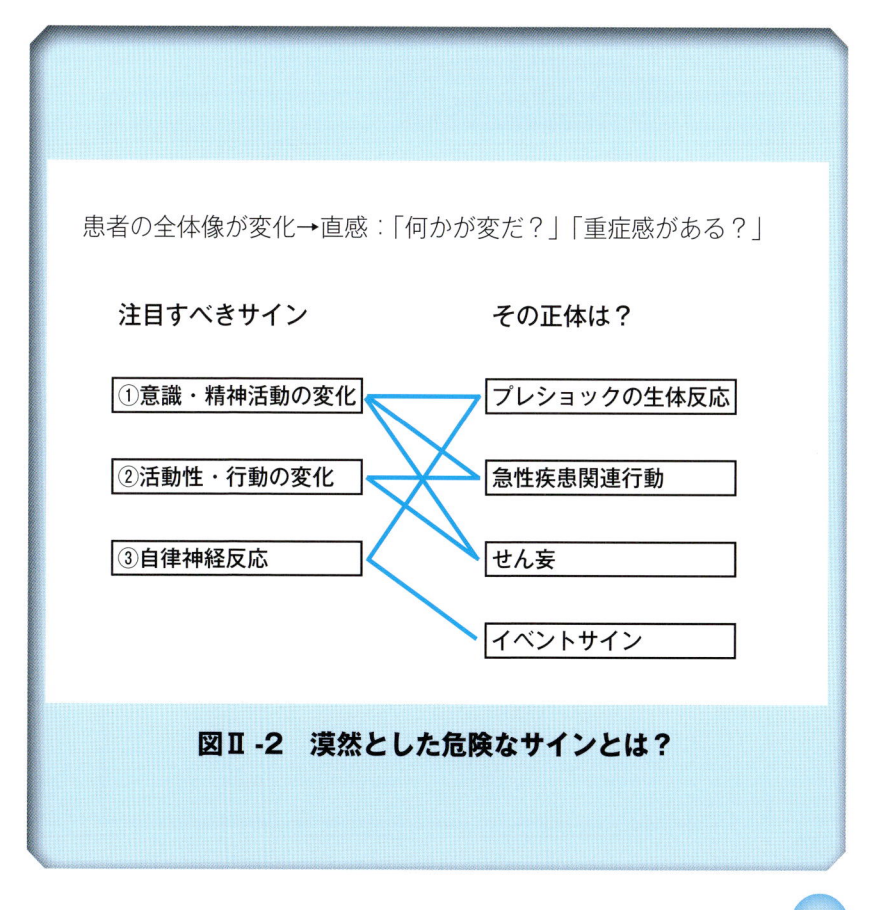

患者の全体像が変化→直感：「何かが変だ？」「重症感がある？」

注目すべきサイン　　　　　その正体は？

①意識・精神活動の変化　　　プレショックの生体反応

②活動性・行動の変化　　　　急性疾患関連行動

③自律神経反応　　　　　　　せん妄

　　　　　　　　　　　　　　イベントサイン

図Ⅱ-2　漠然とした危険なサインとは？

ショックのごく初期であるプレショックを認識することは困難であるが，曖昧で多彩な自律神経反応や，急激に起こる不安感や気分不快などが認められることがある．SIRSにいたる過程をより早期に察知するには，急性疾患関連行動の程度に着目する．体内に重大事が起これば，自律神経センサーがアラームとして機能し，「唐突に起こる」イベントサインとして様々な自律神経症状を呈することがある．プレショックやSIRSの前段階のサインとして，せん妄が認められることがある．特に，高齢者はせん妄状態になりやすく，軽度のせん妄は軽微な変化しか示さないことが多い．以上のようなサインは捉えどころがなく非常に曖昧であるが，「患者の全体像」として捉え，より早期に発見することに努めなければならない．

メンターアドバイス

「重症感がある？」「何かが変だ？」「何かが気になる？」の危険なサイン

プレショックあるいはイベントサイン
- 急性の自律神経症状（悪心・嘔吐，冷汗，腹部違和感，便意，動悸など）
- 軽度の脳虚血症状（不安感，気分不快など）

過剰な急性疾患関連行動
- 急性の身体的・精神的活動の低下（無気力感，倦怠感，食欲低下，緩慢な動作，ADLの低下など）

せん妄
- 急性の意識・精神状態の変化（ソワソワ，攻撃的態度，反応性低下，意志疎通困難など）

4）バイタルサインの見方について

　バイタルサインの諸項目（血圧，脈拍，呼吸，体温，意識状態）のうち，血圧，呼吸，意識の明らかな異常は，単独でも重大な意義をもつ．一方，個々の項目の異常が軽度な場合は，それぞれは単独して意味をなすというよりも，相互の関連において，より重要な意味をもつ[21]．「相互の関連」の観点では脈拍数（≒心拍数）がカギとなり，これを中心にして「バイタルサインの三角形」として捉えるとわかりやすい（**図Ⅱ-3**）．「デルタ心拍数20ルール」，「呼吸数×5＝心拍数（≒脈拍数）」，「相対的徐脈」，「ショックインデックス」，「Cushing徴候」などは，脈拍数を基準として他の項目を関連付けている例である．「デルタ心拍数20ルール」とは，体温が1℃上昇するごとに心拍数が20回／分程度上昇するとするもので（体温36.5℃で心拍数70回／分とすれば，38℃で100回／分，39℃で120回／分），それ以上に心拍数が増加する場合は，体温不相応の過剰な生体反応とみなし，重篤な炎症性疾患を疑わなければならない[21]．また，呼吸数と心拍数が伴に増加している場合，「呼吸数（回／分）×5＝心拍数（回／分）」の関係を基準にして相対的に呼吸数が多い場合は，心疾患よりも呼吸器疾患が強く疑われる[22]．ショックインデックスとは「心拍数（回／分）÷収縮期血圧（mmHg）」で表わされ，出血性の病態における出血量（L）に相当するとされる．

意識状態は，血圧（脳血流），呼吸状態（酸素），体温（サイトカインの効果）に支えられる形にあり，「バイタルサインの三角錐」という関係にある（**図Ⅱ-4**）．つまり，呼吸の異常，循環の異常，強い炎症の存在という，危険な病態を包括的に反映しているのである．医療者（特にベテラン）は，患者と対面しながら「元気そうだ」，あるいは「具合が悪そうだ」と直感するが，極論を言えば，その直感に最も大きなインパクトを与えるのが意識・精神状態である．

> **メンターアドバイス**
>
> ・直感に最も影響するのは，患者の意識・精神状態の変化である．

Ⅱ．実践編

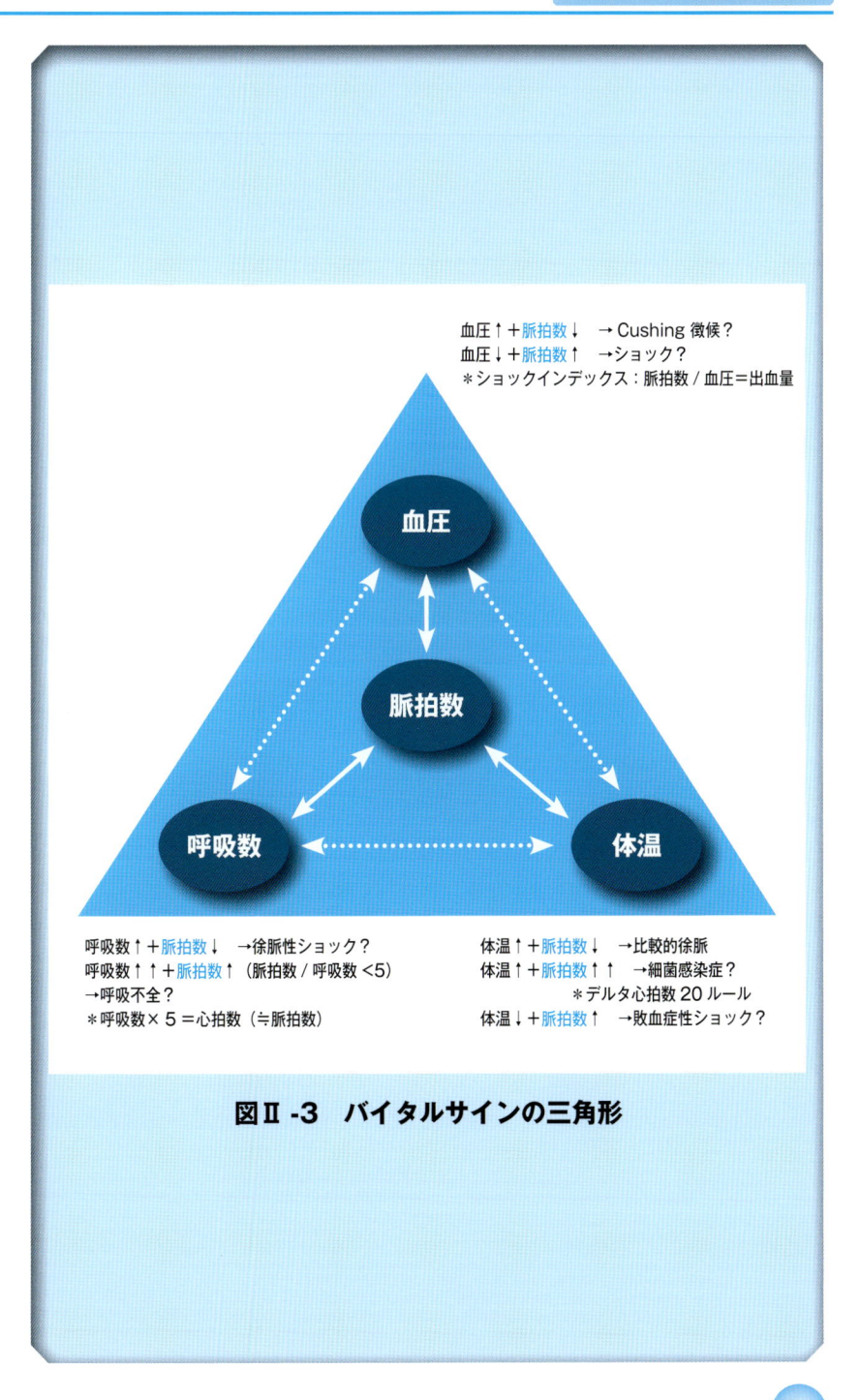

血圧↑＋脈拍数↓　→Cushing 徴候？
血圧↓＋脈拍数↑　→ショック？
＊ショックインデックス：脈拍数 / 血圧＝出血量

血圧

脈拍数

呼吸数　　　　　　　　　　　　　　**体温**

呼吸数↑＋脈拍数↓　→徐脈性ショック？
呼吸数↑↑＋脈拍数↑（脈拍数 / 呼吸数 <5）
→呼吸不全？
＊呼吸数×5＝心拍数（≒脈拍数）

体温↑＋脈拍数↓　→比較的徐脈
体温↑＋脈拍数↑↑　→細菌感染症？
　　　　　　　　　＊デルタ心拍数 20 ルール
体温↓＋脈拍数↑　→敗血症性ショック？

図Ⅱ-3　バイタルサインの三角形

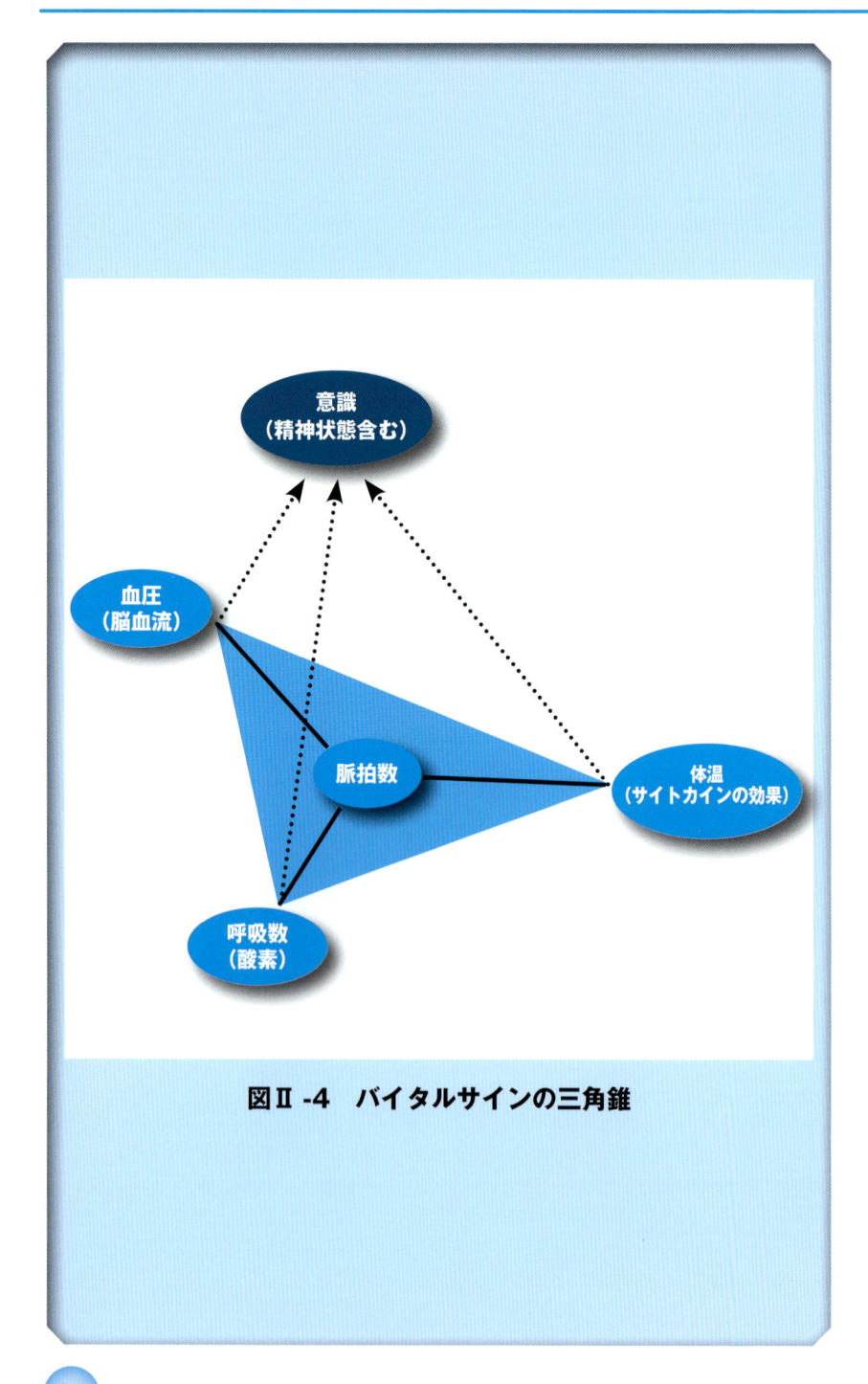

図Ⅱ-4　バイタルサインの三角錐

2. 患者の危機の捉え方

1）初級者とベテランの捉え方の違い

　危険な状態にある患者を漏れなくピックアップするためには，初級者は全ての患者に対して，危険なサインをマニュアル的にチェックする姿勢が必要である．一方で，経験豊富なベテランは，直感的に「危険だ」，「何だか変だ」，「何か気になる」などと判断し[9]，そのように直感した場合に限って，患者の細部に目を向けて危険なサインの有無をチェックしていく．つまり，最初に直感し，その後で直感が妥当であったかどうかを確認している．患者の危険を察知するという点で，ベテランの直感は効率的である（**図Ⅱ-5**）．初級者も，臨床経験を重ねて自身のなかに有効な経験則（危険な患者のイメージ）を形成すれば，直感的判断ができるようになる．「直感は論理よりも豊かである」と言われる[4]．

　医療現場，特に救急の現場では迅速な意思決定が必要となる．長々と熟考していては間に合わない．このような状況では直感的判断が有用となる．明らかに重症度や緊急度が高い状態においては，すでに危険なサインが明確であり，経験の多寡によらず見逃すことはない．しかし，より漠然としたサインについては，経験の差が物を言う．ベテランは経験則としてイメージができているので，危険な患者の全体像を直感的に捉えることができるのである．しかし，ベテランであっても，ただ経験則にのみ依存していては，なぜ自分がそう判断したのか説明できなくなってしまう．各々の直感を具体的に説明する習慣をつけないと，信頼性のある直感的判断能力は定着していかない．

図Ⅱ-5　患者の危機の捉え方

初級者

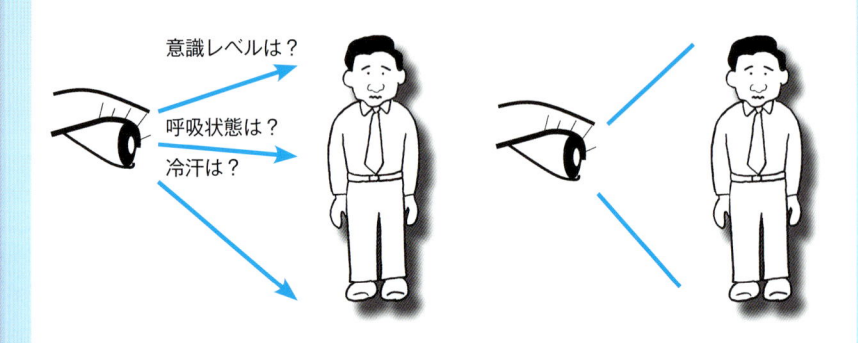

意識レベルは？
呼吸状態は？
冷汗は？

意識して危険なサインを確認する　──▶　徐々に「危険な患者」のイメージを形成
「呼吸はOK」
「脈も血圧も問題なし」
「冷汗なし」
「反応が鈍い…？」→意識障害かな？

II．実践編

ベテラン

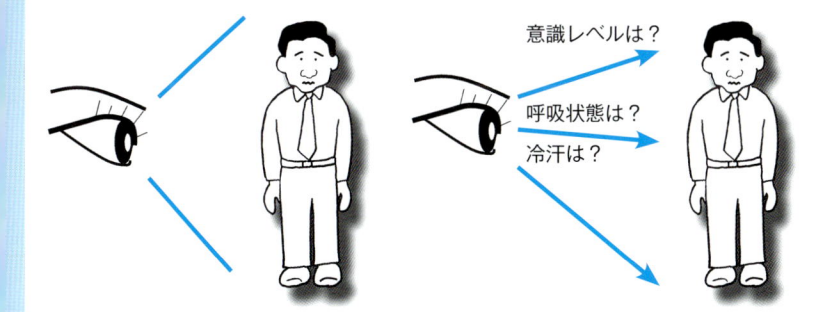

全体のイメージから直感する　　→　　危険なサインを素早く確認する
「何かが変だ？」　　　　　　　　　　「呼吸はOK」
　　　　　　　　　　　　　　　　　　「脈も血圧も問題なし」
　　　　　　　　　　　　　　　　　　「冷汗なし」
　　　　　　　　　　　　　　　　　　「反応が鈍い！」→軽い意識障害がある！

意識レベルは？
呼吸状態は？
冷汗は？

2）直感的判断

①直感の妥当性

　「ちょっかん」を漢字表記すれば，「直感」と「直観」とがある．前者は感覚的・偶発的ニュアンスで，後者は認知心理学的ニュアンスで用いられる．厳密には両者を区別すべきであるが，実際は両者の意味を包括して「直感」が使われていることが多い．直感は単なる「山勘」ではなく，知識を背景にした推論であり，意識されることのない迅速な思考プロセスである[4, 9]．

　直感を臨床判断の指標として使うときは，それを正しいものとして無条件に受け入れるのではなく，その客観的妥当性を確認しなければならない．「何かが変だ」と直感したら，そのすぐ後でマニュアル化（言語化）された知識に照らし合わせて，自分が何を感知したのかを確認するのである．このような「振り返り」の作業によって，直感の客観性が担保され，直感的判断に関する学習効果が高められる．

　周囲のスタッフに応援を依頼しなければならない場合は，「何かが変だ」と言っても伝わらないので，自分でチェックした客観的根拠を伝える（意識レベルが低い，冷汗がある，せん妄の可能性がある　など）．しかし，「危険だ」と強く直感したにもかかわらず根拠が見つからない場合は，自分の直感を信じたほうがよい．そのような場合に周囲に重大性を伝えるためには，「突然に…」，「急に…」，「経過からは予想し難い…」などのキーワードを使う．経験豊富な医療者は，「説明のつかない急な症状や行動の変化には注意が必要だ」ということを十分認識している．

メンターアドバイス

「何だか変だ！？」と直感を抱いたら，すぐに以下を確認して直感の客観的妥当性を評価する．

- 意識状態（意識レベル　見当識障害）
- 呼吸状態
- 脈拍と血圧
- 自律神経症状の有無（悪心・嘔吐，冷汗，腹部違和感，四肢冷感，顔色不良，便意　など）
- 身体活動の急激な低下（ADLの低下，日常生活の支障　など）
- 精神活動の急激な変化（攻撃的態度，周囲への無関心，意志の疎通ができない　など）

評価した結果に応じて行動する．

- バイタルサインの異常や意識レベルの低下があれば，緊急処置を行う．
- バイタルサインの異常や意識レベルの低下はないが，自律神経症状や身体活動・精神活動の変化があれば，その原因を追及する（検査など）．
- 上記いずれにも相当しないが，直感的な違和感が解消しない場合は，慎重に経過観察する．

②直感的判断の特徴

　原因となる病態が判明しているケースでは，自他覚症状を意味づけることは難しくない．これは「後知恵」のようなもので，不確実な要素が何も残っていないため，理路整然と説明を組み立てることができるのである．それに較べて，目の前にいる患者の症状から原因疾患や病態を推定することは，はるかに困難な作業である．これは，いわば「先見」であり，不確実性が非常に大きいのである[4]．

　不確実性の高い状況では，直感の信頼性は論理的熟考のそれに勝るとも劣らないと言われる．現実の世界では，多くの情報をもとにして熟考しても，意味のないノイズ情報に振り回され，かえって妥当かつ迅速な情報処理ができなくなる．直感による臨床判断は，細部の情報よりも，患者全体のイメージを重視したほうがうまくいくことが多い[4]．特にベテランは，細部にこだわり過ぎると全体のイメージが崩れ，かえって直感が働かなくなる．直感的判断を身につけるカギは，経験によって，「細部に囚われない全体的・包括的イメージ」を構成することである．患者の意識・精神状態，行動，生体反応などが相互に作用しあって，全体として「危険な患者の全体像」が出来上がるのである．

メンターアドバイス

- 患者の全体像＝精神状態，行動，生体反応の相互作用

- 患者の全体像の急性変化⇒直感！「何かが変だ！」

③「場」を考慮した直感的判断

　うまく直感を働かせるためには，イメージ形成のほかにもう一つ大切なことがある．それは，患者のおかれている状況や環境を考慮することである．患者は個々の自由意思だけでなく，周囲の状況や環境に応じて行動する[4]．医療者は，無意識のうちに一定の状況下にある患者の行動を先読みしており，状況に相応しくない，場違いな，あるいは予想外の表情，言動，行動には，直感的に違和感をいだく．状況を考慮することで，患者の「いつもと異なる」あるいは「不可解な」変化を認識しやすくなる．例えば，腹痛を主訴に救急外来を受診した患者に質問しているときに，苦痛を訴えている患者が急に「あくび」をしたらどうだろうか？場違いなあくびは，脳の酸欠による「生あくび」の可能性があり，消化管出血によるプレショックかもしれない．

> **メンターアドバイス**
>
> ・「場」にそぐわない唐突な症状や行動に注意

④直感を支える知識

　直感を支える知識は，i）言語化も伝達も可能な知識，ii）言語化は不可能だが伝達は可能な知識，iii）言語化も伝達も不可能な知識に分けられる[23]．「言語化も伝達も可能な知識」とは，いわゆる「マニュアル」である．一方，初級者がベテランから「見様見真似」で習得する知識は，「言語化は不可能だが伝達は可能な知識」に相当する．初級者に言葉で理解させることはできないが，熟練者が初級者と共体験することで効果的に伝達できる[23]．例えば，「タール便の臭い」は正確に言葉で伝えられなくても，同じ臭いを相手に経験させることによって伝えることができる．「言語化も伝達も不可能な知識」とは，いわゆる暗黙知である[23]．　直感を語る場合にしばしば暗黙知が引き合いに出される．提唱者であるMichael Polanyiの「我々は語ることができるより多くのことを知ることができる」という言葉は有名である[24]．暗黙知については，これを言語化・マニュアル化できるとの誤解が一部に広まっている．しかし，暗黙知は，自らの経験によってのみ習得される個人特有の知識なので，原則として言語化も伝達もできない[23, 24]．直感的判断能力には暗黙知的な領域が存在することは事実であり，マニュアルだけでは習得できない．知識と現実をつなげるやり方・考え方は個人に特有の暗黙知である．経験を積んで暗黙知が定着すれば，知識と現実が意識することなく速やかにつながるようになり，直感的判断が可能となる．臨床トレーニングは，これまでマニュアル学習やイメージトレーニングで蓄積してきた知識を，現実の患者に当てはめる経験を実践する場である．

3. 危険なサインの「全身イメージ」の捉え方

1）危険な病態の経過の特徴

　緊急度が高い病態のプロセスを，ホメオスタシスと関連付けてると，以下の**図Ⅱ-6**のようになる．おおむね，ⅰ）炎症が関与することなくショックに至るコース（血管の破綻・閉塞）と，ⅱ）炎症によってSIRSからショックに至るコース（血管閉塞の一部と重症炎症性疾患）の２つに分けられる．一般的には，自律神経反応のほうが急性疾患関連行動よりも危険なサインだと言える．また，自律神経センサー刺激よって起こるイベントサインは，重大な疾患の発症時に認められるため，特に注意する必要がある．

2）包括的「全身イメージ」

　危険な患者の全体像をイメージする際のカギは，初期から一貫して醸し出される「どんより（depressive）」とした雰囲気である．これは，行動と意欲が高度に抑制され，患者の表情も曇り，全体として「活気のない・元気のない(not doing well)」状態に映るためである．これが全身の危険なオーラと言える（**図Ⅰ-4**）．この「どんより（depressive）」ムードを基本背景にして，生体反応や精神状態が変化していく．ホメオスタシスが不安定化するにつれて，様々な生体反応が全身に起こり，精神状態が変動していく様子は，「ザワザワする～落ち着きのない（hyper-reactive）」ような印象である．さらに進行すれば，血圧が低下し，脈拍数・呼吸数が減少し，全身の筋が弛緩し，「静かな（hypo-reactive）」状態になっていく（**図Ⅱ-7**）．このように患者の全体像は，「どんより（depressive）」，「落ち着きのない／ザワザワする（hyper-reactive）」，「静かな（hypo-reactive）」というイメージの複合体として形成される（**図Ⅱ-7**）．

炎症が関与しない危険なケースの代表は，太い血管の破綻・閉塞からショックに至るコースである（**図Ⅱ-6**）．発症時に自律神経センサーが強く刺激され，イベントサインが認められることがある．初期から強い侵襲や不安感のため行動や動作が少なくなり，意欲が低下し，全体に活気のない「どんより（depressive）」とした雰囲気がただよう．病態が進行するにつれて，脳血流の減少やせん妄による精神状態の興奮性変化が起こり，また様々な自律神経症状や生体反応も発現する．炎症が関与する危険なケースの代表は，血管閉塞の一部と重症細菌感染症である．発症の初期より，過剰な急性疾患関連行動による行動と意欲の低下が認められ，「どんより（depressive）」した背景ムードを形成する．SIRSやショックへと病態が進行するにつれて，様々な生体反応が起こり，また不穏などの興奮性変化が認められるようになる．

II. 実践編

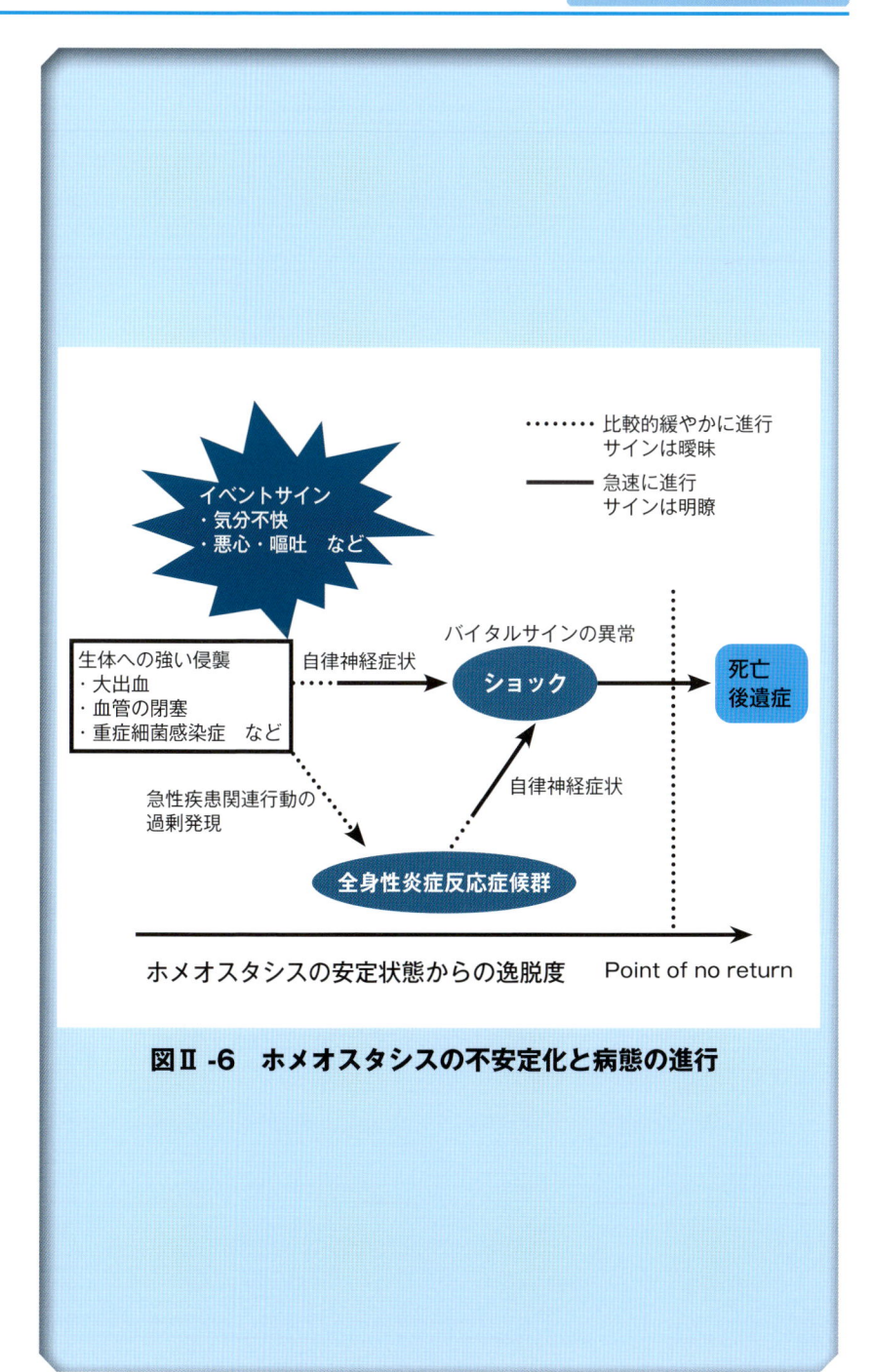

```
……… 比較的緩やかに進行
        サインは曖昧
───  急速に進行
        サインは明瞭
```

イベントサイン
・気分不快
・悪心・嘔吐　など

生体への強い侵襲
・大出血
・血管の閉塞
・重症細菌感染症　など

自律神経症状 → バイタルサインの異常 **ショック** → **死亡 後遺症**

急性疾患関連行動の過剰発現 → **全身性炎症反応症候群** → 自律神経症状 → ショック

ホメオスタシスの安定状態からの逸脱度　　Point of no return

図Ⅱ-6　ホメオスタシスの不安定化と病態の進行

図Ⅱ-7 病態の進行とサインの変化

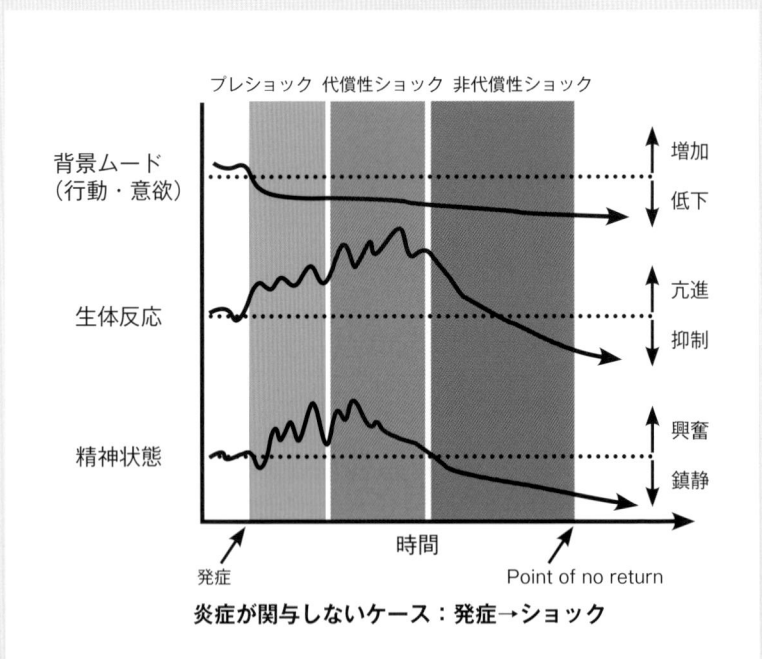

炎症が関与しないケース：発症→ショック

II. 実践編

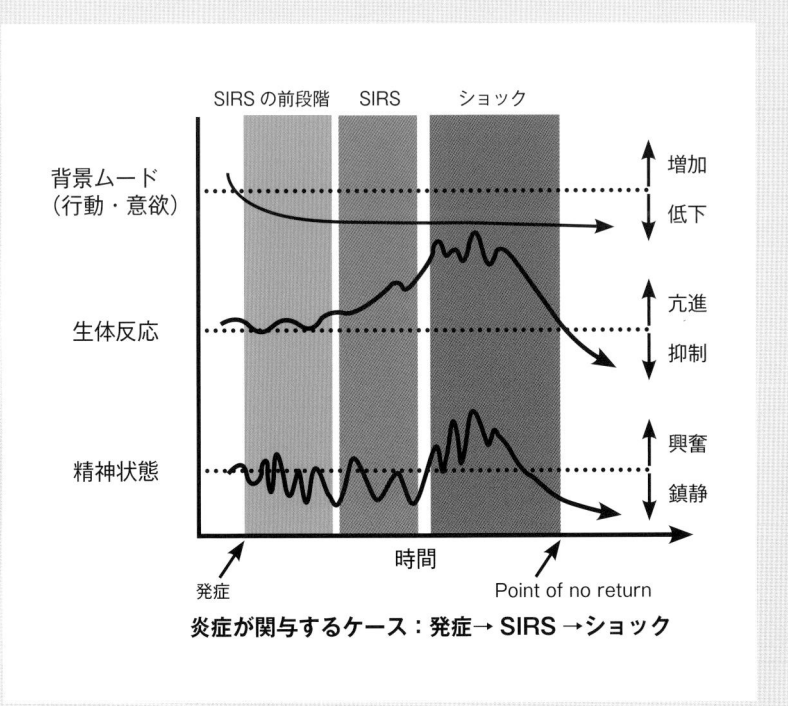

炎症が関与するケース：発症→SIRS→ショック

> **メンターアドバイス**
>
> - 危険な患者の背景ムードは一貫して「どんより (depressive)」
> →意図のある日常行動と意欲の減少，曇った表情
> - ホメオスタシスが不安定化すると「ザワザワする〜落ち着きのない (hyper-reactive)」状態
> →全身の多彩な自律神経反応，呼吸と循環の亢進，せん妄（不穏），強い不安感
> - ホメオスタシスが破綻してしまうと「静かな (hypo-reactive)」状態
> →呼吸，循環，筋緊張の低下，意識レベルの低下

Note

III．症例編

　以下に「患者の危機」に関するケースシナリオを提示する．いずれのシナリオも，筆者らが実際に経験した症例と，医療系出版物に掲載された症例を参考にして作成したものである[7,13,14,20,25,26,27,28]．

各シナリオでは，患者の状態を，「どんより（depressive）」，「ザワザワする〜落ち着きのない（hyper-reactive）」，「静かな（hypo-reactive）」で表現される全身像として捉える見方を示してある．また，「場」あるいは「状況」を考慮して，「場違い」あるは「予想外」の症状や行動に敏感になることも重要である．より早期の漠然としたサインを捉えるためには，患者の全体像の変化に着目し，これをプレショックに伴う生体反応，過剰な急性疾患関連行動，せん妄，イベントサインではないかと疑うことがカギである．

メンターアドバイス

・危険なイメージ：「どんより」とした雰囲気のなかで，「落ち着きのない」生体反応と精神状態
　⇒プレショック？　急性疾患関連行動？
　　せん妄？　イベントサイン？

Ⅲ. 症例編

　このようなイメージトレーニングをしながら，バリエーションに富む臨床経験を重ね，最終的に直感的判断のもとになる個々のイメージを作っていくとよい．

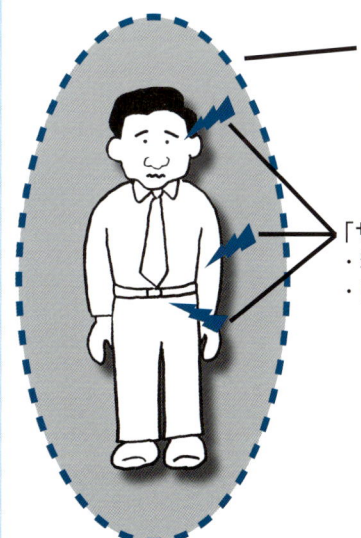

全身の危険なオーラ
「どんより」した背景の雰囲気
・意欲の低下
・日常行動の減少
・曇った表情　など

「ザワザワする～落ち着きのない」生体反応
・精神状態の変化
・自律神経反応　など

図Ⅲ-1　危険な患者の全体像イメージ

101

Note

ケースシナリオ 1

72歳　男性　「突然お腹が痛くなった」

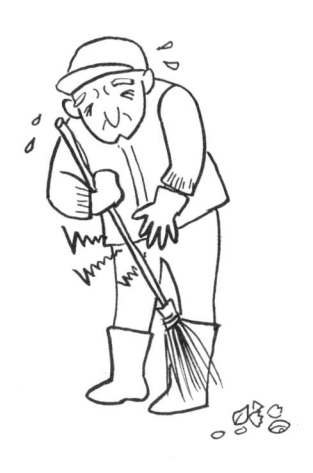

　高血圧と便秘症にて近医で処方を受けていた．夕方，日課の庭仕事をしている途中で急に強い腹痛を自覚した．さらに急に便意をもよおしたのでトイレに行ったが，かすのような便が少量出ただけであった．その後15分ほどソファで休んだが痛みが改善しないため，かかりつけの病院の救急外来を受診した．意識は清明であるが，辛そうな表情で，額にうっすらと汗をかいている．「気分が悪い」と言ってリカバリーベッドに横になったが，ソワソワと体を動かしている．血圧は152/98mmHgで，脈拍数は96回/分でリズムは整である．一見したところ，明らかな頻呼吸はない．

解釈：腹部大動脈瘤破裂

　発症は「急性」というよりも「突然」である．一般的に突然の発症は，血管の破綻，血管の閉塞，あるいは管腔臓器の穿孔・捻転といったように解剖学的な大きな変化を示唆している．局所症状である「強い腹痛」は，それそのものが危険なサインと言えるが，痛みなどの自覚症状は感受性の個人差が大きく，痛みの程度が重症度・緊急度と相関するわけではない．やはり，全身の状態を評価しなければならない．「辛そうな表情でベッドに横になっている」状態は，「どんより（depressive）」とした印象を与える．一方で，急な便意，気分不快，額の冷汗，ソワソワした目的のない動き，頻脈は多彩な生体反応が「落ち着きなく（hyper-reactive）」起こっているイメージである．血圧が高めである点を考慮すれば，これらの生体反応はショックによる反応というよりも，強い侵襲によって自律神経センサー（本例では大動脈に分布する内臓求心繊維）が過剰に刺激され，イベントサインが発現したと解釈するのが妥当である．交感神経興奮による発汗と，副交感神経反応としての便意が，同時に認められている．本ケースのように，便意があっても水様便がない場合は，「急性の便意」を自律神経反応と見なす必要がある．

ケースシナリオ 2

42歳　男性　「急に左腕が痛くなった」

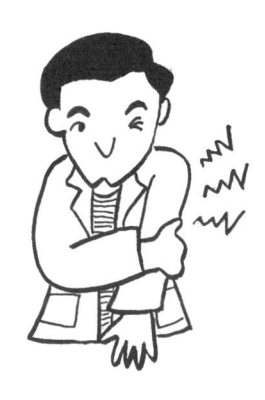

　30歳代前半ころから高血圧を指摘されていたが放置していた．仕事帰りに友人らと飲酒していたところ，急に左の肩から上腕にかけて絞られるような痛みが出現し，「気分が悪くなった」と言って座席にもたれかかった．その数分後に気分不快と便意を訴えトイレに行ったが，排便は認めず，その代わりに一度嘔吐した．腕の痛みと気分不快がよくならないので，近くの病院の救急外来を受診した．意識は清明であるが，額に冷汗あり，気分が悪いため座っていられず，ベッドに横になってしまった．血圧は162/100mmHgで，脈拍は92回/分でリズムは整である．一見したところ，明らかな頻呼吸はない．

解釈：急性心筋梗塞

　明確な局所症状は左上腕痛（放散痛）であるが，同時に，全身に様々な症状が出ている．発症直後に座席にもたれかかったり，受診した際もベッドに横になってしまい，その状態は「どんより（depressive）」とした印象である．一方で，全身には，急な便意，嘔吐，額の冷汗，頻脈など，「ザワザワする（hyper-reactive）」イメージで生体反応が起こっている．

　本例では，発症直後から気分不快，悪心・嘔吐，便意といった「消化管症状」が出現し，これが冷汗と相まって多彩な症状を呈している．これらの症状を個別にみると説明しにくいが，全体としてみれば過剰な自律神経反応だと認識できる．自律神経センサーへの強い刺激は交感神経系だけでなく副交感神経系も興奮させるが，その際に起こる主な副交感神経症状は「消化管症状（気分不快，悪心・嘔吐，腹部違和感，腹痛，便意，あるいは下痢）」である．腹部以外の主訴（胸痛，頭痛，呼吸困難，腰痛など）に急性「消化管症状」を伴う場合は，これを自律神経反応（イベントサイン）と捉える必要がある．一方，シナリオ1のごとく，主訴が腹痛の場合，それに伴う悪心・嘔吐は消化管疾患（急性胃腸炎など）として誤認されるかもしれない．

　一般的に，急性心筋梗塞に伴う嘔吐は，下壁梗塞による迷走神経刺激だと説明されている．しかし，嘔吐は，より重症である前壁中隔梗塞において，その頻度が高いとの報告もある[29]．実際，下壁梗塞以外でもしばしば嘔吐は起こる．嘔吐の頻度は侵襲の強さに相関すると考えたほうがわかりやすい[9]．

82歳　女性　「何も食べたくない」

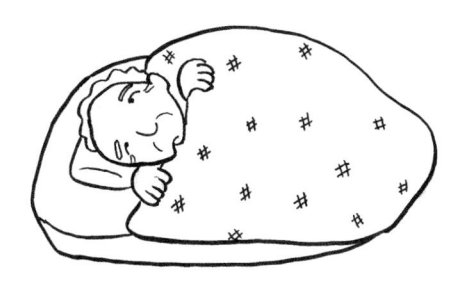

　糖尿病にて近医で内服治療を受けていた．ADLは自立していた．昨日まではいつも通り元気であったが，今朝は食欲がないと言って，布団から出てこなかった．昼になっても起きてこようとはせず，また食欲もないと訴えていた．「元気がない」と家人が心配して，かかりつけの病院の外来に連れてきた．呼びかけても視線が合わず，あまり返事をしてくれない．鼻水，咽頭痛，咳といった上気道症状はなく，悪心・嘔吐，腹痛，下痢といった消化器症状もない．体温は36.5℃，血圧は120/76mmHg，脈拍は64回/分でリズムは整である．四肢の冷汗・冷感なく，額に冷汗もない．一見したところ，明らかな頻呼吸はない．

解釈：急性心筋梗塞

　明瞭な局所症状はない．急な食欲低下や日常生活動作の減少は，「どんより（depressive）」したムードをかもしだす．前日までいつも通り元気だった患者が，行動や意欲の急激な減退を示せば，家人は「キツネにつままれた」ような違和感を抱き，直感的に「何だか変だ」と感じるであろう．このように，いつも一緒にいる家人が「いつもと違う」と訴える場合は，患者の全体像の変化を的確に捉えていることが多いため，その直感を尊重するべきである．

　診察時の精神状態は反応が鈍い感じで，周囲への関心や注意力の低下が示唆される．この「どんより（depressive）」した状態の原因としては，せん妄，サイトカイン増加（心筋の虚血壊死）による過度の急性疾患関連行動，あるいは急性心筋梗塞に合併した心不全の併発などが疑われる．いずれにしても，高齢者が急に「元気がなくなった」場合は注意が必要である．高齢者は典型的な症状が出にくいため，急に起こる意欲や行動の変化を客観的に評価することが重要である．

ケースシナリオ 4

74歳　女性　「体がだるい」

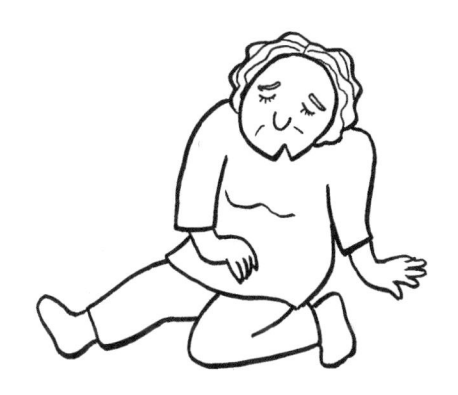

　高血圧のため近医通院中であり，カルシウム拮抗薬にて血圧は120/70mmHg程度にコントロールされていた．ＡＤＬは自立していた．昨日の昼食前から急に「体がだるい」と家人に訴えており，午後からはずっと横になっていた．本日になって症状が増悪し，何も食べなくなり，トイレに行くのもままならない状態となった．体が熱っぽいとのことで，体温を計ると38.2℃あり，風邪をひいたようだと言って家人が連れてきた．鼻水，咽頭痛，咳といった上気道症状はない．下痢や腹痛もない．意識は清明で，血圧は98/66mmHg，脈拍は88回/分でリズムは整である．顔色は紅潮気味．一見したところ頻呼吸はない．

解釈：急性腎盂腎炎

　明瞭な局所症状を欠く高齢者の発熱は，安易に「風邪」と診断してはいけない．急激に身体活動性が低下しており，全身のイメージは「どんより（depressive）」した状態である．トイレ排泄といった日常行動にまで支障をきたしている．炎症による過度の急性疾患関連行動である．さらに進行すると様々な生体反応が出現し，「ザワザワする（hyper-reactive）」状態に変化すると予想される．受診前日の状態は，あまり「重症」なイメージではないが，「急に元気がなくなった」状態を「何だかおかしい」と周囲が捉えれば，もっと早期に病院受診が可能となったであろう．

27歳　男性　「みぞおちがムカムカする」

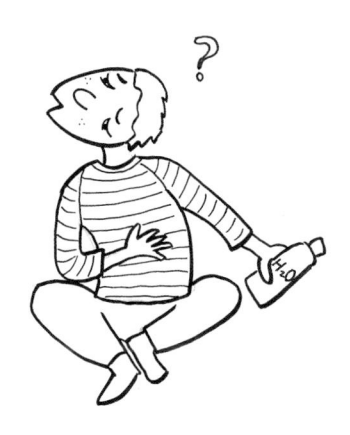

　生来健康な男性．一昨日より心窩部の違和感・不快感を自覚していた．昨日から倦怠感が強くなり，食欲もなくなり，水分以外は摂取できなくなった．本日は大切な会議があるので会社を休めないと思い，一旦出勤したが，だるくて自宅に引き返した．自宅で横になっていたが，気分も悪く，食欲も全く改善しないため近医の外来を受診した．意識状態の異常はないが，倦怠感が強く，質問に対する応答が鈍い．体温は37.5℃，血圧は118/68mmHg，脈拍は114回/分でリズムは整である．顔色は悪くない．一見して頻呼吸はないが，ぐったりして動作が緩慢である．鼻水，咽頭痛，咳などの上気道症状はない．腹痛や下痢の消化器症状もない．触診では心窩部に軽度の不快感があるが，腹膜刺激症状はない．四肢の冷感・冷汗はない．

解釈：急性心膜心筋炎

　心窩部痛は急性心膜心筋炎にしばしば認められる「局所」症状である．本例では急激に食欲や身体活動性が低下しており，全身に「どんより（depressive）」したムードがまとわりつく．強い炎症による過度の急性疾患関連行動と考えられる．

　高齢者に較べて若年者の場合は，基礎体力と意志の力によって，急性疾患関連行動が修飾されやすい．例えば，「だるくてしかたないが，大切な会議があるので出勤する」といったように，行動が修正できるのである．逆に，意志の力でも克服できない場合，急性疾患関連行動が高度であり（つまり血中サイトカインが多い），免疫系ホメオスタシスが不安定化していることが示唆される．「会社に行かなければならないのに，休まざるを得なかった」というように，結局「意志の力でも修正できなかった」という状況を考えれば，単なる感冒や急性胃腸炎にしては「重症感がある」という直感につながる．急性心膜心筋炎でも心機能が高度に低下すれば，身体活動の低下を来し得るが，本例では心不全を示唆するような循環不全所見や呼吸困難はない．過剰な急性疾患関連行動と解釈するのが妥当である．

ケースシナリオ 6

62歳　男性　「いつもと違う」

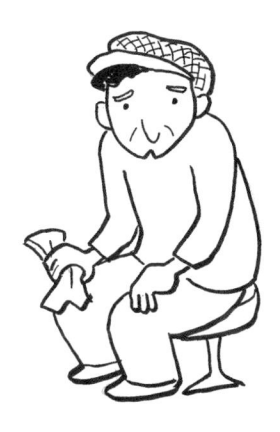

　高脂血症にて近医で内服治療をうけていた．「いつもと様子が違う」と言って職場（町工場）の同僚が，かかりつけの医院に連れてきた．今朝出勤してから机に座って何となく「ボーっと」して，同僚が呼びかけても返答が遅いとのこと．診察時に痰の絡むような軽い咳あり．顔は紅潮気味．体温は37.8℃，血圧は130/92mmHg，脈拍は92回/分でリズムは整である．表情は穏やかであるが，質問しても目線を合わせず，またほとんど返答しない．一見して明らかな頻呼吸はない．四肢は温かく，乾燥している．

解釈：細菌性肺炎

「局所」症状としての咳と痰は，呼吸器系の疾患を示唆する．本例では，出勤できていることから，身体的活動性は比較的保たれていると言えるが，精神状態の抑制的変化は顕著である．質問に対して「答えよう」とする意志が感じられず，目線が合わないことから，ほとんど関心を示していない様子である．過度の急性疾患関連行動というよりも，せん妄の可能性が高い．軽度のせん妄は見逃されやすいが，本例のように「普通に仕事をしている成人が，なぜ社会人としてそぐわない態度（"失礼"にさえ見えるほどの無関心）でいるのか？」という違和感は，医療者に「何だか変だ」と直感させる．患者の状況と行動を考慮することが大切である．

全身のイメージは「どんより（depressive）」した状態である．一方で，軽度の頻脈は認められるが，「落ち着きのない（hyper-reactive）」というほどの生体反応ではなく，ホメオスタシスは比較的安定していると考えられる（SIRSの前段階）．

31歳　女性　「めまいがする」

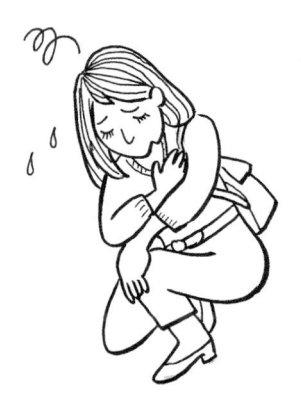

　生来健康な既婚女性．不妊治療歴あり．夕方職場から帰宅途中の駅で急に気分が悪くなりしゃがみこんだ．めまいとふらつき感が強く歩けなかったため，救急車にて救急外来を受診．意識状態は清明であるが，ベッド上でしきりとあくびをしている．めまい・ふらつき感以外に下腹痛を訴えているが，その他に症状はない．一見するところ，明らかな頻呼吸はない．血圧は92/64mmHg（もともと低血圧），脈拍は110回/分でリズムは整である．顔色は悪く，四肢は冷たく湿潤している．

解釈：子宮外妊娠破裂

　子宮外妊娠破裂は出血性ショックを来す，極めて緊急度の高い疾患である．下腹部痛は子宮外妊娠破裂の主な「局所」症状である．発症時から「歩けない」や「ふらつく」といった行動の制限が認められ，「どんより（depressive）」な雰囲気をかもしだす一方で，頻脈，顔色不良，四肢の冷感と冷汗というように，腹部とは関係なく多彩な反応・症状が出ており，かなり「落ち着きのない（hyper-reactive）」状態である．全身に起こる「落ち着きのない（hyper-reactive）」反応は，ショックを代償するための自律神経反応として説明できる．血圧は保たれているが，頻脈と四肢の冷感・冷汗から，代償性ショックが疑われる．場にそぐわない「あくび」は，脳血流低下を反映した「生あくび」である．発症時の「気分不快」は脳血流低下によるものか，もしくは突然の出血が自律神経センサーを介して嘔吐中枢を刺激したためのものである（イベントサイン）．

ケースシナリオ 8

86歳　男性　「急にぼけた？」

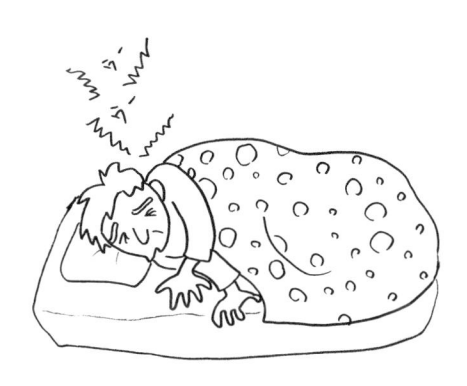

　高血圧と糖尿病で近医通院中の男性．5年前に総胆管結石を内視鏡的に治療したことがある．ADLは自立していた．「急にぼけた」とのことで家人が，かかりつけの病院の外来に連れてきた．昨日から急に元気がなくなり，自室で横になっていた．昨日の昼と夜は食事もあまり食べなった．今朝もなかなか床から起きてこなかったので，心配して娘が様子を見にいったところ，布団のなかで「ウーウー」うなっていたとのこと．意識レベルはJCSでI-3（自分の生年月日が言えない）．体温は38.4℃，血圧は104/66mmHg，脈拍は98回/分でリズムは整である．呼吸は浅くて速い（呼吸回数26回/分）．四肢は温かく，発汗はない．

解釈：急性化膿性胆管炎（総胆管結石再発）

　明確な「局所」症状はない．来院前日の食欲低下や日常行動・動作の減少は，「どんより（depressive）」したイメージである．この状態は過度の急性疾患関連行動で説明できる．これから翌日には，興奮状態となり，かつ頻脈と頻呼吸を認め，全身は「落ち着きのない（hyper-reactive）」状態に変化している．この急に起こった興奮状態（「急にボケた」）は，せん妄と考えられる．せん妄は意識レベルの低下によって起こる認知機能障害なので，せん妄による興奮状態の背景には，正常ではない「どんより（depressive）」したトーンがある．発熱，頻脈，頻呼吸はSIRSの状態にあることを示している．一日で急速に状態が変化しており，ホメオスタシスの急速な不安定化が示唆される．胆管結石による急性化膿性胆管炎は，容易に敗血症を起こしうる重篤な疾患であり，治療の遅れは生命予後に影響する．受診前日の，「急に元気がなくなった」状態を周囲が「何だか変だ」と捉えられれば，より早期の治療が可能になったであろう．

65歳　女性　「頭が痛い」

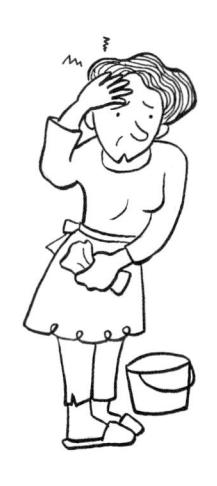

　高血圧にて近医で内服治療中の主婦．本日お昼前ころ，自宅で掃除をしていたところ，突然頭痛が発症した．痛みはひどくはないが，これまで経験したことがないような痛みであった．その後，悪心と便意が起こり，トイレで一度嘔吐し，少量の軟便があった．30分ほど休んでいたが症状が改善しないので，かかりつけの病院を受診．意識は清明であるが，辛そうな表情である．血圧は186/100mmHgで，脈拍は80回/分でリズムは整である．四肢の冷感や発汗はない．一見して頻呼吸はない．

解釈：くも膜下出血

　突発性で，これまで経験したことのない頭痛に対しては，くも膜下出血を疑わなければならない．明瞭な「局所」症状として頭痛がある一方で，悪心，嘔吐，便意といった多彩な症状が認められる．全体像としては，痛みによる動作の制限と不安そうな表情が「どんより（depressive）」とした背景イメージを形成し，多彩な症状・生体反応が「落ち着きなく（hyper-reactive）」出現している状態である．くも膜下出血であっても頭痛が軽いこともあり，その場合は感冒と誤認される可能性がある．しかし，このような多彩な症状を全身性の自律神経反応と捉えれば，危険な状態を察知できる．脳血管周囲に分布する自律神経センサーが過剰に刺激され，血管の破綻という重大事を知らせるために自律神経反応（イベントサイン）が発現したのである．悪心・嘔吐は脳圧亢進でも起こり得るが，便意は脳圧亢進では説明できない．悪心・嘔吐と便意をまとめて，過剰な自律神経反応と考えた方がわかりやすい．呼吸や循環の異常を示す徴候はなく，少なくともこの時点では，ホメオスタシスは安定していると考えられる．

ケースシナリオ 10

74歳　男性　「機嫌が悪い？」

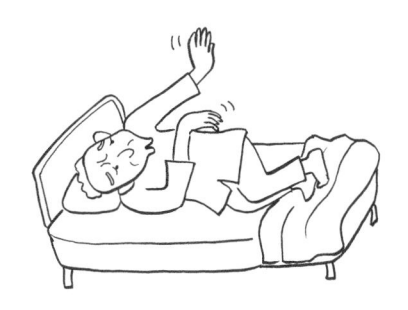

　十二指腸潰瘍出血のため入院した患者．3日前に吐血し，救急外来を受診した．緊急内視鏡にて十二指腸潰瘍出血が確認され止血術が行われている．2日前の内視鏡検査で止血が確認され，同日の午後より粥食が開始されている．本朝も血圧は130/90mmHgと脈拍は72回/分と安定していた．しかし，午後に看護師がバイタルサインのチェックしようとしたところ，ベッド上で目を閉じており，「今はやりたくない」と言って拒否した．その後，ずっとベッドで横になっていたため，看護師が再度バイタルをチェックしようとすると，腕をはらいのけるようにして「いやだ」とさらに拒否した．様子がおかしいと担当医に連絡し，担当医とともにバイタルを確認しにベッドサイドに行った．患者はベッドに横になり，眼を閉じた状態で，浅くて速い呼吸をしている（呼吸回数25回/分）．耳元で呼びかけると開眼するが，すぐに眼を閉じてしまう．収縮期血圧は102mmHg（拡張期血圧は測定できず），脈拍は110/回でリズムは整である．四肢は冷感があり湿潤している．

解釈：潰瘍再出血による（非代償性）ショック

　急性十二指腸潰瘍の止血治療がなされ，その翌日には止血状態が確認されている．経過は良好であり，そのまま順調な回復が期待される際に，急に患者が不機嫌で非協力的になっている．状況にそぐわない急な変化であり，その違和感が「何かおかしい」という直感的判断につながる．ベッド上でじっとして「今はやりたくない」といった態度は，周囲への関心や意欲の減退を示唆し，「どんより（depressive）」した印象を与える．その後，非協力的態度（興奮状態）に変化し，さらに頻脈や四肢の冷感と発汗が出現している．ショックが急速に進行し，ホメオスタシスを維持するための制御反応が「ザワザワする（hyper-reactive）」イメージで発現したものと考えられる．収縮期血圧は100mmHg以上であるが，朝より30mmHg近く低下しており，代償反応が破綻しつつあることがうかがえる．このまま無治療で経過すると，意識レベルはさらに低下し，呼吸状態は抑制され，血圧や脈拍も低下し，全身は「静か（hypo-reactive）」な状態へと進展してしまう．

　短時間のうちに認められた精神状態の変化は，ショックによる脳血流低下が原因と考えられる．「いつもは協力的なのに…」というように，患者の日ごろの状態を把握しておけば，「理由もなく態度が変化した」ことは，直感的に「おかしい」と認識しやすくなる．なお，十二指腸潰瘍からの出血は胃に逆流しなければ吐血しないので，発見が遅れることがある．

参考文献

「*」のついた文献は一読を勧める.

1）Schein, R.M. et al. Clinical antecedents to in-hospital cardiopulmonary arrest. Chest. 1990, vol. 98, p.1388-1392.

2）Nurmi ,J. et al. Observations and warning signs prior to cardiac arrest. Should a medical emergency team intervene earlier? Acta Anaesthesiol Scand. 2005, vol.49, p.702-706.

3）＊杉本厚子，ほか．異常を察知した看護師の臨床判断の分析．Kitakanto Med J. 2005, vol. 55, p. 123-131.
看護師が「危険だ！」「何かがおかしい」と直感する事例が分析されている．各事象は一見単なる主観にみえるが，よく分析してみると，多くの場合は，身体活動性や精神状態の急性変化であることがわかる．直感を単なる主観だとして排除してはいけないことを実感させる．

4）＊ゲルト・ギーゲレンツァー．なぜ直感のほうが上手くいくのか？ インターシフト，2010.
直感の特徴と有用性を，わかりやすい実例や，豊富な実験結果に基づいて説明してある．「詳細な分析的思考」の弱点も説明してあり，非常に興味深い．

5）Lyneham , J. et al. Intuition in emergency nursing：A phenomenological study. Int J Nurs Pract. 2008, vol. 14, p. 101-108.

6）＊Stolper, E. et al. Gut feeling as a third trank in general practitioners' diagnostic reasoning. J Gen Intern Med. 2010, vol. 26, p.197-203.
臨床推論の重要性が強調されるにつれて，これまでおろそかにされて

いた「直感」も脚光を浴びるようになってきた．この論文は，欧州の家庭医が中心になって，「直感的判断（何かが変だ）」を言語化しようとする試みである．ここでは，「何かが変だ」を「sense of alarm」と定義しているが，それがどのような病態や症候を反映しているのかは明確にされておらず，今後の検討課題のようである．

7) 稲田眞治．歩いて来院する重症患者のトリアージ．日総研，2010．

8) 佐仲雅樹．「重症感」とは何だろう？「全身状態」とは何だろう？ －自律神経症状と acute sickness behavior －．レジデントノート．2012, vol. 13, p. 2880-2886.

9) ＊佐仲雅樹，ほか．「重症感」の症候学的考察－直感を共通言語化する－．日本プライマリ・ケア連合学会誌．2012, vol.35, no.4, p.299-305.
いわゆる「重症感がある」という直感は，どのような病態や症候を反映しているのかについて，筆者らのグループが考察したものである．この種の話題は，これまで本格的にとりあげられたことはない．この論文をきっかけにして，直感の重要性についての議論が高まることを期待している．

10) Larson, S. J. et al. Behavioral effects of cytokines. Brain Behav Immun. 2001, vol. 15, p.371-387.

11) Viljoen, M. et al. Sickness behavior: Causes and effects. SA Fam Pract. 2003, vol. 45, p. 15-18.

12) Dantzer, R. Cytokine-induced sickness behavior: Where do we stand? Brain Behav Immun. 2001, vol. 15, p. 7-24.

13) 葛谷雅文ほか．ベッドサイドの高齢者の診かた．南山堂，2008．

14) 岩田充永．高齢者救急．JJN スペシャル．医学書院，2010．

15) 佐仲雅樹．薬剤師のトリアージ実践ガイド－視診, バイタルサイン，問診による病態の捉え方－．丸善出版，2012．

16) 日本救急医学会　監修．救急診療指針, 改訂第 4 版，へるす出版. 2011．

17) 篠澤洋太郎ほか．ショック管理 Q&A．救急・集中治療．2009．

18) Fong, T. G. et al. Delirium in elderly adults: diagnosis, prevention, and treatment. Nat Rev Neurol. 2009, vol. 5, p. 210-220.

19) *植月啓次ほか．独立成分分析による顔色変化予測に基づく顔画像の評価．日本写真学会誌．2001, vol. 64, p. 255-263.

内科診断学や症候学のテキストには，あたかも当然のごとく「顔色が悪い」とか「顔面蒼白」などと記述されてきた．しかし，実は，「顔色が悪い」に関するイメージは曖昧模糊としたままである．この論文は，我々が持っている漠然とした「顔色が悪い」のイメージを，より明確にするのに役立つ．「皮膚の循環障害（赤みの減少）」という同じ病態が, 多様な顔色として現われることが「科学的」に証明されている．工学系の論文であるが，症候学的に重要な意義を持っている．

20）平尾明美．ナーストリアージ．中山書店, 2012.

21）＊徳田安春．バイタルサインでここまでわかる！　カイ書林，2010.
バイタルサインは各項目を個別にみるのではなく，相互に関連付けて解釈することが重要である．この点を強調し，わかりやすい例を挙げながら解説してある．

22）長坂行雄．楽しく学ぶ身体所見　呼吸器診療へのアプローチ．克誠堂出版，2011.

23）大崎正瑠．暗黙知を理解する．東京経済大学人文自然科学論集. 2009; 127: 21-39.

24）マイケル・ポランニー．高橋勇夫訳．暗黙知の次元．ちくま書房，2003.

25）前野哲博ほか．帰してはいけない外来患者．医学書院，2012.

26）泊　慶明．日々是よろずＥＲ診療．三輪書店，2009.

27）藤野智子ほか．急変の見方．対応とドクターコール．南江堂，2011.

28）石松伸一．看護師研修医のための急変対応101の鉄則．照林社，2010.

29）Ingram, D.A. et al. Vomiting as a diagnostic aid in acute ischemic cardiac pain. Br Med J. 1980, vol. 281, p. 636-637.

Index

英文

acute sickness behavior　42
ER　72
general surgery　14
GIM(general internal medicine)　14
Japan Coma Scale　60
jump education　16
Point of no return　23
SIRS：Systemic Inflammatory Response Syndrome　48
　――のサイン　78
System 1　9
System 2　9

あ

頭が痛い　119

い

意識レベル　72
いつもと違う　113
イベントサイン　38, 47, 80, 100

え

炎症性ホメオスタシスの動揺　43
炎症存在下のホメオスタシス　43

か

潰瘍再出血による（非代償性）ショック　122
顔色　12
　――が悪い　12, 63
　――不良　62
　――を規定する主な要素　63
ガス交換サイクル　75
　――異常のサイン　74
過剰な急性疾患関連行動　80
体がだるい　109
患者の意識・精神状態の変化　82
患者の危機　18
　――の捉え方　85
感度　6, 8
看護師　3
　――が直感した急変の前兆　18

き

危険なサイン　4, 18, 28, 31
　――を見抜く能力　20
　――の「全身イメージ」の捉え方　93
危険な患者　7
　――の全体像イメージ　101
危険な病態の経過の特徴　93
機嫌が悪い　121
気道閉塞　76
気分不良／不快　70
急にぼけた　117
急に起こる悪心　40
急に左腕が痛くなった　105
急激な意欲・身体活動の減退　44
急激な食欲低下　44
急性胃腸炎　44
急性化膿性胆管炎（総胆管結石再発）　118
急性疾患関連行動　42, 44, 100
急性心筋梗塞　106, 108

Index

き
急性心膜心筋炎　112
急性腎盂腎炎　110
急変　28
局所のサイン　31
「局所」と「全身」　32
緊急事態　50
――の危険なサイン　76
緊急度　28
――からみた危険なサイン　74
――が高い　23
――の高い病態　47
――の高い病態のプロセス　49
緊急内視鏡　4

く
くも膜下出血　120

け
元気がなくなった　46

こ
呼吸の状態　72
呼吸不全　76
行動変化　45
五感と判断力　11
この人は重症ではない　8

さ
細菌性肺炎　114
ザワザワする〜落ち着きのない（hyper-reactive）状態　98

し
色彩工学的研究によるシミュレーション　66
子宮外妊娠破裂　116
静かな（hypo-reactive）状態　98
循環不全　64
重症感　2
――がある　19，80
重症細菌感染症の経過と危険なサイン　57
重症度　28
――が高い　23
――と緊急度　22，25
循環の状態　72
初級者とベテランの捉え方の違い　85
初級者の患者の危機の捉え方　86
消化管出血の経過と危険なサイン　55
ショック　51
――あるいはその前兆　50
――の診断基準　52
――を早期にみつけるための重要なサイン　54
自律神経反応　34
自律神経系によるホメオスタシスの制御　35
自律神経系の反応　36
自律神経センサー　38
身体診察　6

せ
精神状態　72
生体のホメオスタシス　26

129

Index

せ
- せん妄　5，58，61，80，100
- ——のメカニズム　59
- 全身状態が悪い　2
- 全身性のサイン　31
- 全身性炎症反応症候群（SIRS）　48，50，56
- 専門医　13
- 存在感のない顔　12

そ
- 総合診療医とは何か　13

た
- 代償性ショック　53
- ——のサイン　78
- ダイナミックな変化　4
- 食べなくなった　46
- だるくて全く動けない　44

ち
- 直感と振り返り　8
- 直感の妥当性　88
- 直感を支える知識　92
- 直感的に患者の危機を見抜く　2
- 直感的判断の妥当性　19
- 直感的判断の特徴　90
- 強い侵襲による自律神経系の動揺　37

と
- 特異度　6，8
- 吐下血　4
- 突然お腹が痛くなった　103
- トリアージ能力　7
- どんより（depressive）　98

な
- 内視鏡が上手・下手とは何だろう？　15
- 何かが気になる　16，19，80
- 何かが変だ　10，19，80，89
- 何となく気分が悪い　70
- 何もしたくない　44
- 何も食べたくない　107

に
- 日常生活動作　46

の
- 脳の機能不全のサイン　76

は
- 敗血症　72
- バイタルサイン　6
- ——の見方　81
- ——の三角形　83
- ——の三角錐　84
- 漠然とした危険なサイン　24，79
- 場を考慮した直感的判断　91

ひ
- 非代償性ショック　52，76
- 病態からみた危険なサイン　47
- 病態生理　3
- 病態の進行とサインの変化　96

ふ
- 腹痛患者　16
- 腹部大動脈瘤破裂　104

Index

ふ
振り返りの効用　9
プレショック　80,100

へ
ベテランの患者の危機の捉え方　87

ほ
包括的「全身イメージ」　93
ホメオスタシス　26
　——の制御メカニズム　27
　——の観点からみた重症度と緊急度　29
　——からみた「危険なサイン」　30
　——に関連する生体反応　33
　——の不安定化と自律神経反応　39
　——，病態，危険なサインの関連　47
　——の不安定化と病態の進行　95

ま
全く食欲がない　44

み
みぞおちがムカムカする　111

め
めまいがする　115
免疫系反応　41
免疫系によるホメオスタシスの制御と破綻　43

や
薬剤師　3

ゆ
尤度比　8

り
臨床推論　9

「総合診療医 メンターブックス」シリーズ ①
理論と直感で危険なサインを見抜く

2013 年 1 月 30 日　第 1 版第 1 刷 ©

著　　者　佐仲　雅樹
発 行 人　尾島　茂
発 行 所　株式会社　カイ書林
　　　　　〒 113-0021　東京都文京区本駒込 4 丁目 26-6
　　　　　電話　03-5685-5802　FAX　03-5685-5805
　　　　　E メール　generalist@kai-shorin.com
　　　　　HP アドレス　http://kai-shorin.com
　　　　　ISBN　978-4-904865-11-8　C3047
　　　　　定価は裏表紙に表示

印刷製本　三報社印刷株式会社
　　　　　© Masaki Sanaka

JCOPY　<（社）出版者著作権管理機構　委託出版物>
　本書の無断複写は著作権法上での例外を除き禁じられています．複写される場合は，そのつど事前に，(社) 出版者著作権管理機構 (電話 03-3513-6969, FAX 03-3513-6979, e-mail: info@jcopy.or.jp) の許諾を得てください．